卫生服务成本管理

程　薇　主编

人民卫生出版社
·北京·

版权所有，侵权必究！

图书在版编目（CIP）数据

卫生服务成本管理/程薇主编. —北京：人民卫生出版社，2024.11

ISBN 978-7-117-35748-7

Ⅰ. ①卫… Ⅱ. ①程… Ⅲ. ①卫生服务－成本管理－研究－中国 Ⅳ. ①R197.322

中国国家版本馆 CIP 数据核字（2024）第 007695 号

人卫智网	**www.ipmph.com**	医学教育、学术、考试、健康，购书智慧智能综合服务平台
人卫官网	**www.pmph.com**	人卫官方资讯发布平台

卫生服务成本管理
Weisheng Fuwu Chengben Guanli

主　　编：程　薇

出版发行：人民卫生出版社（中继线 010-59780011）

地　　址：北京市朝阳区潘家园南里 19 号

邮　　编：100021

E - mail：pmph @ pmph.com

购书热线：010-59787592　010-59787584　010-65264830

印　　刷：天津市光明印务有限公司

经　　销：新华书店

开　　本：710 × 1000　1/16　印张：15　插页：4

字　　数：269 千字

版　　次：2024 年 11 月第 1 版

印　　次：2025 年 2 月第 1 次印刷

标准书号：ISBN 978-7-117-35748-7

定　　价：98.00 元

打击盗版举报电话：010-59787491　E-mail：WQ @ pmph.com

质量问题联系电话：010-59787234　E-mail：zhiliang @ pmph.com

数字融合服务电话：4001118166　E-mail：zengzhi @ pmph.com

《卫生服务成本管理》编委会

名誉主编　房耘耘

主　　编　程　薇

副 主 编　柴冬丽　赵丽颖

编　　者　（以姓氏笔画为序）

王　芳　首都医科大学附属北京友谊医院

韦　健　中国医学科学院阜外医院

龙翔凌　北京大学第一医院

庄天艺　陕西省西安市疾病预防控制中心

刘　妍　中国医学科学院肿瘤医院

许祝瑜　宁夏回族自治区人民医院

李　姣　中国中医科学院广安门医院

李　媛　北京市丰台区卫生健康委员会

李奕辰　四川大学华西第二医院

线春艳　北京大学第三医院

赵　璇　泰康养老保险股份有限公司

赵丽颖　北京中医药大学

姜颖颖　北京医院

柴冬丽　首都医科大学附属北京朝阳医院

高金金　北京协和医院

蒋　艳　北京中医药大学

程　薇　北京中医药大学

主 编 简 介

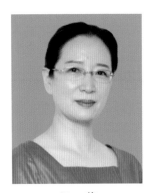

程 薇

北京中医药大学教授,博士研究生导师,深圳北京中医药大学研究院执行院长。北京市教育系统"教书育人先锋",北京市高等学校优秀专业课(公共课)主讲教师,北京中医药大学教学名师。世界中医药学会联合会中医药管理研究专业委员会会长、中国卫生经济学会卫生服务成本与价格专业委员会副主任委员、北京市卫生经济学会副会长等。主要研究方向:卫生机构财务管理与成本核算、医院运营管理、卫生政策与管理、卫生费用等。主持国家自然科学基金项目、国家科技支撑计划项目等,其中卫生机构成本核算和管理相关项目 30 余项。主编国家规划教材及其他教材 4 本,副主编 2 本,出版学术专著 4 部。以第一或通信作者发表 SCI 及核心期刊论文百余篇,其中卫生服务成本相关论文近 50 篇。

副主编简介

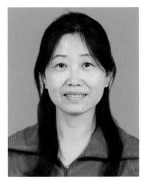

柴冬丽

首都医科大学附属北京朝阳医院绩效与运营管理办公室副主任，国家卫生健康委全国卫生健康行业经济管理领军人才，北京市卫生经济学会理事会理事，中国总会计师协会卫生健康分会委员，中国医学装备协会运营与绩效分会委员。长期从事医院成本管理、财务管理及医院绩效管理工作。发表专业论文20余篇，参与编写学术专著5部，获得中国医院协会、国家卫生健康委等管理奖项4项。

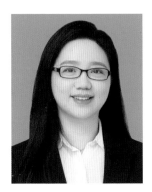

赵丽颖

北京中医药大学管理学院教师，主讲医院会计与财务管理、医学统计学等课程，其中"医院会计与财务管理"课程为北京高校"优质本科课程"。中国卫生经济学会卫生服务成本与价格专业委员会理事、北京市卫生经济学会医疗服务成本与价格专业委员会常务理事、世界中医药学会联合会中医药管理研究专业委员会理事等。主要研究方向为卫生机构财务管理与成本核算。主持（含联合主持）科研课题12项，其中国家及省部级课题5项；在核心期刊发表科研论文80余篇，SIC 5篇；取得专利及软件著作权8项。

前　言

随着医药卫生体制改革的不断深化,健康中国建设进入全面推进的阶段,为实现医疗卫生行业的高质量发展,医疗卫生机构须进一步提升管理效能;卫生管理人员须运用专业管理工具,努力打造优质、高效的现代化医疗卫生机构。本书从教学思维角度出发,以成本核算方法为基础、以管理应用案例为主线,力图实现理论与实践相互渗透,知识与技能共同提升,是研究团队深耕医疗卫生行业成本管理二十余年的智慧结晶。本书可作为卫生管理相关专业本科生、研究生的教学参考用书,也可作为医院管理者和医院财务人员的工具书。

本书以《政府会计制度》为制度基础,在《公立医院成本核算规范》和《事业单位成本核算基本指引》等政策框架下,结合新的历史时期和新的卫生政策管理要求,立足卫生全行业,以公立医院成本管理为主,兼顾社区卫生服务中心及其他公共卫生机构成本管理,力求做到继承与发展,传承与创新。

本书共分为三篇,第一篇为概述,系统介绍了我国医疗卫生服务体系的构成及成本核算的基本理论、方法及发展;第二篇为医院成本管理,详细介绍了医院成本核算、科室成本核算、医疗服务项目成本核算、病种成本核算、医院成本报表与分析、医院成本管控及应用的概念、方法、流程、应用案例和实施难点等;第三篇为其他卫生机构成本管理,介绍了社区卫生服务机构和公共卫生机构的成本管理及应用实例等。

本书遵循全面覆盖与重点突出相兼顾、理论研究和实践应用相结合、基础方法与前沿探索相呼应的原则,具有以下特点:第一,机构与内容全覆盖。包括医院,以社区卫生中心为代表的基层医疗卫生机构,以疾病预防控制中心、急救中心为代表的公共卫生机构,涵盖各类卫生机构的成本核算方法、分析、应用和管理;内容覆盖全,包括不同核算主体、成本对象的核算基础、核算方法、各类方法适用性、成本信息应用及成本管控等各项内容。第二,理论性与实用性兼备。本书主编和编委均为长期从事医疗卫生机构成本研究的学者、从事医疗卫生机构成本、财务及运营管理的实践管理者,本书内容既呈现了卫生服务成本的理论方法，又提供了丰富的实践案例。第三，创新性与前瞻性强。医药卫生体制改革政策新变化、医疗卫生机构管理新要求对卫生服务成本核算和管理提出新的挑战，本书围绕医疗卫生机构成本管理的前沿问题进行编写，创新方法与管理理念，突出前瞻性。

2000 年，房耘耘教授及本人受国家中医药管理局委托开展中医医疗服务成本及财政补偿的研究，二十余年来，开展了数十项围绕医疗卫生机构成本核算和管理的相关研究，取得了一系列的研究成果：建立了中医医疗服务项目成本核算方法体系，测算了中医医疗服务项目及中医公共卫生服务包成本，探索了社区卫生服务机构和公共卫生机构成本测算方法体系，改进了时间驱动作业成本法，取得专利并进行成果转化，研究成果在各类医疗卫生服务机构成本核算中进行应用，并为相关政府部门制定财政补偿政策及调整价格等提供了依据。本书编委均为长期从事卫生行业成本核算与管理的研究与实践者，他们将学校学习的相关知识及工作中的管理实践进行总结和提升，为本书的完成奠定了坚实的基础，在此，特别感谢他们所付出的努力与心血。同时，感谢在硕博期间参与卫生服务成本相关研究的所有学生，他们的具体研究内容及成果为本书的完成提供了有价值的参考。此外，还要感谢在读学生在本书文献整理、文字校稿等工作中的辛勤付出。

在二十余年的卫生服务成本核算研究中相关卫生行政部门领导、卫生行业专家、医院管理者、医疗卫生行业信息化企业等均提供了大力支持，共同推动卫生服务成本核算领域的进步。我们在长期的合作中结下了深厚友谊，在此表示最真挚的感谢。在本书的撰写过程中编者查阅了大量的文献资料，在此谨向各位编者致以衷心感谢。

本书历时两年多的编写，经过反复讨论、推敲、研磨才得以出版，虽力求精益求精，但难免存在疏漏与不足，在此，敬请广大读者与同仁批评指正。

2024 年 1 月

目　录

第一篇 概　述

第二篇 医院成本管理

第一篇

概　述

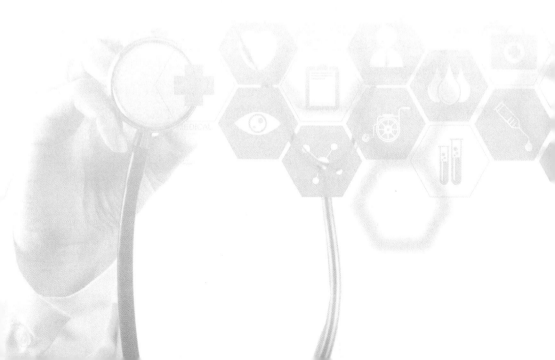

第一章　卫生服务成本管理概述

随着医药卫生体制改革的不断深化和健康中国建设的逐步推进，我国医疗卫生行业迈入了高质量发展的新阶段，卫生事业的发展进入从"量的积累"到"质的提升"的关键时期，医疗卫生机构运营管理面临重大机遇和挑战，对医院和其他医疗卫生机构的管理均提出了新的要求。医院的医、教、研、防等业务活动，预算、资金、资产、成本管理等经济管理活动，以及人、财、物、技术等资源配置活动都愈加复杂，经济运行压力不断增大，机构既要坚持公益性方向，又要加快补齐内部运营管理短板和弱项，向内涵式发展要成绩，向精细化管理要效益。基层医疗卫生机构则需要通过测算成本，作为获得财政补偿、政府购买服务的依据和基础，同时通过成本测算与管控着力提高资金的使用和服务效率，从而提高其整体运营管理水平。公共卫生机构属于财政全额拨款单位，随着公共卫生体系建设的不断加强，需要建立稳定的公共卫生事业投入机制，而公共卫生服务成本测算能为科学合理的财政投入机制的建立奠定基础。

因此，对于医疗卫生机构而言，加强成本管理是保障其可持续运行机制的内在要求，是缓解医疗卫生机构经济运行压力，提升内部资源配置效率和运营管理效益的重要手段。

本书从卫生服务成本管理需要解决的问题入手，希望通过解答以下成本管理中的关键几个问题，更好地辅助阐述医疗卫生机构开展成本核算工作的相关要素。一是医疗卫生机构为什么做成本核算，解答这个问题主要从外部政策要求及内部管理需求的角度进行阐述；二是谁需要进行成本核算，医院、基层医疗卫生机构和其他卫生机构均需要进行成本核算；三是核算的对象是什么，不同的医疗卫生机构成本核算的对象根据服务内容不同有一定的差异；四是怎么进行核算，此部分内容也是本书的重点，针对不同核算主体、不同核算对象进行方法的介绍、比较，并辅以案例帮助理解和掌握；五是如何应用成本核算结果，成本核算不是目标，对核算结果进行分析、管理应用才是最终目标，分析与管理要结合医疗卫生机构的发展目标，为政府财政补偿、价格制定与调整、医保支付制度改革等提供参考,并与机构内部的预算管理、绩效管理等有机结合,共同促进医疗卫生机构高质量发展。卫生服务成本管理流程见图1-1。

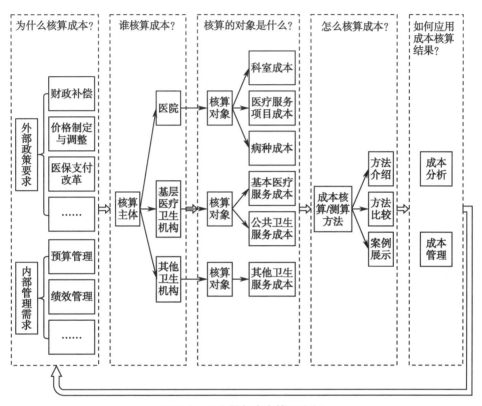

图1-1　卫生服务成本管理流程

第一节　我国医疗卫生服务体系的构成及运营管理要求

我国医疗卫生服务体系由医院、基层医疗卫生机构、专业公共卫生机构组成,为居民提供医疗和公共卫生等服务(图1-2)。按照我国事业单位分类,根据机构的职责任务、服务对象和资源配置方式等,基层医疗卫生机构和专业公共卫生服务机构属于公益一类事业单位,公立医院属于公益二类事业单位。这两类机构从经济管理角度来看,主要是其财政补偿模式不同。公益一类事业单位,又称全额预算单位,根据业务需要,所有经费均由财政予以补偿;公益二类事业单位,又称差额预算单位,财政只补偿部分经费,其他的经费由机构自行安排。

这两类机构的经济运行和管理方式都存在较大差异,因此本书将医疗卫生机构分为医院和其他卫生机构两大类。医院以公立医院为例,其他卫生机构则以社区卫生服务机构、急救中心和疾病预防控制机构为例,分别阐明其成本核算(测算)及分析管理的特点,探索其成本核算(测算)与管理的方法及路径。

非公立医疗机构可以参考相关方法开展成本核算(测算)与管理工作。

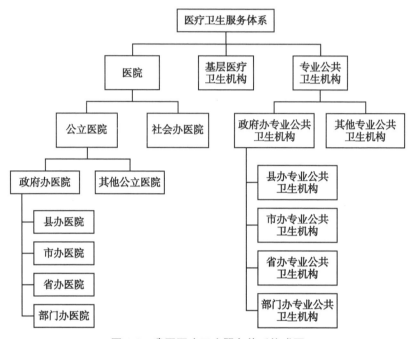

图 1-2 我国医疗卫生服务体系构成图

一、公立医院的发展现状及运营管理要求

(一)公立医院发展现状

公立医院是我国医疗服务体系的主体,是全面推进健康中国建设的重要力量。医院以开展医疗、教育、科研、预防为主要业务活动,以达到保障人群健康的目的。

从 2009 年新医改开始至 2021 年,我国公立医院数量有所减少,但其收入规模逐渐增大,总收入规模从 2009 年的 8 108.45 亿元增加至 2021 年的 35 382.45 亿元,收入规模是 2009 年的 4.36 倍。公立医院收入中,财政拨款收入占总收入的比重基本维持在 8%~9%(2020 年、2021 年由于新型冠状病毒感染疫情的原因,财政补助占比较大),其主要收入需要医院通过组织医疗服务活动获得(表 1-1)。近些年,随着医药卫生改革的不断深入,药品和耗材加成取消,医疗服务项目收费价格仍在调整中,医院的经营压力日益增大,为保障公立医院的持续经营和发展,医院有内生动力开展成本核算,以成本管理为抓手,提高公立医院经济管理的水平和效率。

表 1-1 2009—2021 年公立医院发展情况表

年份	机构数量 / 个	总收入 / 亿元	财政拨款收入占比 /%
2009 年	14 051	8 108.45	8.14
2010 年	13 850	9 699.23	8.17
2011 年	13 539	11 640.71	8.68
2012 年	13 384	14 212.65	8.15
2013 年	13 396	16 430.11	7.94
2014 年	13 314	18 842.77	7.71
2015 年	13 069	20 842.56	8.97
2016 年	12 708	23 270.09	9.13
2017 年	12 297	25 468.76	9.24
2018 年	12 032	28 052.16	9.54
2019 年	11 930	31 588.48	9.69
2020 年	11 870	32 145.81	15.92
2021 年	11 804	35 382.45	12.12

数据来源:《中国卫生健康统计年鉴》。

(二)医院高质量发展新要求

2021 年,《国务院办公厅关于推动公立医院高质量发展的意见》(国办发〔2021〕18 号)(以下简称《意见》)发布,公立医院高质量发展成为我国医院未来 5～10 年发展的纲领和航标。

公立医院高质量发展的总体要求,是以习近平新时代中国特色社会主义思想为指导,全面贯彻党的十九大和十九届二中、三中、四中、五中全会精神,坚持以人民健康为中心,加强公立医院主体地位,坚持政府主导、公益性主导、公立医院主导,坚持医防融合、平急结合、中西医并重,以建立健全现代医院管理制度为目标,强化体系创新、技术创新、模式创新、管理创新,加快优质医疗资源扩容和区域均衡布局,力争通过 5 年努力,公立医院发展方式从规模扩张转向提质增效,运行模式从粗放管理转向精细化管理,资源配置从注重物质要素转向更加注重人才技术要素,为更好提供优质高效医疗卫生服务、防范化解重大疫情和突发公共卫生风险、建设健康中国提供有力支撑。

《意见》指出要健全运营管理体系，推动医院运营管理的科学化、规范化、精细化；加强全面预算管理；完善内部控制制度；健全绩效评价机制。运营管理是公立医院高质量发展的主要内容，是提升公立医院高质量发展新效能的关键举措。

（三）公立医院运营管理的特点及要求

公立医院运营管理是以全面预算管理和业务流程管理为核心，以全成本管理和绩效管理为工具，对医院内部运营各环节的设计、计划、组织、实施、控制和评价等管理活动的总称，是对医院人、财、物、技术等核心资源进行科学配置、精细管理和有效使用的一系列管理手段和方法。

2020 年，国家卫生健康委会同国家中医药管理局联合印发了《关于加强公立医院运营管理的指导意见》（国卫财务发〔2020〕27 号），对公立医院运营管理提出了总体要求：以新时期卫生与健康工作方针和公立医院事业发展战略规划为指引，坚持公益性，努力实现社会效益与经济效益的有机统一。整体来看，尽管财政对公立医院的补偿呈逐年增加趋势，但由于部分医疗服务项目收费依然低于成本；同时，公立医院承担的基本医疗服务以及政府给予的其他指令性任务越来越多，公益性与经营性的双重压力促使公立医院必须向管理要效益，而加强成本管理是医院精细化管理的有效手段。

二、社区卫生服务机构的发展现状及运营管理要求

（一）社区卫生服务机构发展现状

社区卫生服务机构以社区、家庭和居民为服务对象，主要承担基本医疗服务、基本公共卫生服务和全生命周期健康管理等公益任务。

从 2009 年新医改开始至 2021 年，我国社区卫生服务机构发展较快，呈现机构数量不断增加，收入规模逐渐增长的特点，机构数量累计增加了 8 852 家，总收入规模是 2009 年的 6.05 倍。随着社区卫生服务的不断发展，财政也逐渐加大了对社区卫生服务机构的补偿力度，其财政拨款收入占总收入的比重从 2009 年的 18.90% 增长至 2021 年的 37.21%（表 1-2）。一方面，社区卫生服务机构承担着大量公共卫生服务任务，财政提供补偿；另一方面，社区卫生服务机构也提供相当数量的医疗服务，其收入中有相当比例是通过机构提供医疗服务获取补偿。因此，一方面社区卫生服务机构需要通过成本核算，作为获得财政补偿、政府购买服务的依据和基础；另一方面通过成本核算与管控，能够提高社区卫生服务机构的经济管理水平。

表 1-2　2009—2021 年我国社区卫生服务中心（站）发展情况

年份	机构数量 / 个	总收入 / 亿元	财政拨款收入占比 /%
2009 年	27 308	419.39	18.90
2010 年	32 739	545.37	21.52
2011 年	32 860	685.29	28.05
2012 年	33 562	814.63	31.99
2013 年	33 965	927.01	32.29
2014 年	34 238	1 027.97	32.54
2015 年	34 321	1 170.03	34.60
2016 年	34 327	1 310.57	35.57
2017 年	34 652	1 530.72	35.40
2018 年	34 997	1 763.75	35.27
2019 年	35 013	2 037.64	34.85
2020 年	35 365	2 217.62	37.94
2021 年	36 160	2 538.54	37.21

数据来源：《中国卫生健康统计年鉴》。

（二）社区卫生服务机构运营管理的特点及要求

为加强社区卫生服务机构财务管理，促进社区卫生服务事业发展，《国务院办公厅关于建立健全基层医疗卫生机构补偿机制的意见》（国办发〔2010〕62 号）中明确提出对基本医疗服务、公共卫生服务的补偿范围和方式，主要内容包括：基本医疗服务主要通过医疗保障付费和个人付费补偿；基本公共卫生服务通过政府建立的城乡基本公共卫生服务经费保障机制补偿；经常性收支差额由政府按照"核定任务、核定收支、绩效考核补助"的办法补助。政府负责其举办的乡镇卫生院、城市社区卫生服务机构按国家规定核定的基本建设经费、设备购置经费、人员经费和其承担公共卫生服务的业务经费。按扣除政府补助后的服务成本制定医疗服务价格，体现医疗服务合理成本和技术劳务价值，并逐步调整到位。按上述原则补偿后出现的经常性收支差额由政府进行绩效考核后予以补助。

整体来看，对社区卫生服务的补偿既要保障公共卫生服务和基本医疗服务，维护社区卫生服务的公益性，又要着力提高资金的使用和服务效率，从而提高基层医疗卫生机构的整体运营管理水平。

三、公共卫生机构的发展现状及运营管理要求

（一）公共卫生机构发展现状

广义的公共卫生机构是指能够促进健康、预防疾病、保护健康的机构。本

书的公共卫生机构是指专业公共卫生机构。根据《中国卫生健康统计年鉴》统计范围和统计口径的界定，专业公共卫生机构包括疾病预防控制中心、专科疾病防治机构、妇幼保健机构、健康教育机构、急救中心（站）、采供血机构、卫生监督机构和卫生健康部门主管的计划生育技术服务机构。

十多年来，我国专业公共卫生机构的数量受机构合并等影响有所变动，但收入规模扩大，总收入中财政拨款收入占比均保持了比较明显的上升趋势，专业公共卫生机构中，由于机构类型众多，其财政补偿比例各有差异。2020年和2021年财政拨款收入比重有所增长；其中，疾病预防控制中心、急救中心等机构财政补偿收入增长相对较大。习近平总书记明确提出：要建立稳定的公共卫生事业投入机制，改善疾病预防控制基础条件，完善公共卫生服务项目。如何针对公共卫生机构和公共卫生服务项目的特点进行科学合理的财政投入，其基础就在于科学的公共卫生服务成本核算，因此公共卫生机构在未来发展过程中成本核算与管理的需求会逐渐加大。（表1-3）

表1-3　2009—2021年我国专业公共卫生机构发展情况

年份	机构数量 / 个	总收入 / 亿元	财政拨款收入占比 /%
2009 年	11 665	894.35	36.74
2010 年	11 835	1 043.11	37.95
2011 年	11 926	1 183.71	41.21
2012 年	12 083	1 356.04	39.62
2013 年	31 155	1 662.11	40.68
2014 年	35 029	1 919.24	41.74
2015 年	31 927	2 051.84	44.85
2016 年	24 866	2 282.74	44.68
2017 年	19 896	2 504.24	45.65
2018 年	18 033	2 726.44	45.60
2019 年	15 958	3 017.65	44.84
2020 年	14 492	3 633.89	52.69
2021 年	13 276	3 934.12	47.24

数据来源：《中国卫生健康统计年鉴》。

（二）公共卫生机构运营管理的特点及要求

公共卫生机构的功能主要包括：突发公共卫生事件的调查处置，管理或实施疾病预防和健康促进项目，提升公共卫生服务的质量和效率，加强卫生监督执法,建立和维持各级政府间、部门间以及卫生健康部门内部的合作,发展和维持公共卫生专业队伍,加强公共卫生政策研究等。

公共卫生机构的组织类型多样,而且互相之间联系紧密,其基本特点是主要提供面向群体的公共卫生服务,主要通过社会预防疾病,促进健康和延长寿命,其重点在于预防。在公共卫生服务机构运行过程中,政府承担主要责任,公共卫生机构属于财政全额拨款补助的事业单位,其补偿主要来源于财政投入,成本核算结果主要为政府补偿提供数据基础,多数公共卫生机构缺乏成本管理与控制的动力。本书重点阐述疾病预防控制中心、急救中心(站)的成本核算及应用。

第二节　医疗卫生机构成本核算与管理发展历程

一、医院成本核算与管理发展历程

我国医院成本核算是医院运营管理的重要组成部分,是医院进行精细化管理、适应医疗市场竞争、完善医院内部激励机制、规范医院内部资源配置的管理需要;同时也是研究政府财政补偿机制、医疗服务项目定价机制、医疗保险支付方式改革,以及加强医院监管、开展医院绩效评价的重要依据和参考。随着社会经济的发展、医药卫生体制改革的深化,对医院内部管理不断提出新需求,医院成本核算与管理也在不断发展完善。结合文献研究,我国医院成本核算与管理发展可以分为以下三个阶段。

(一)成本核算方法探索与经济管理初级阶段(1979—1998年)

1. 政府和医院逐步建立经济意识　在计划经济下,公立医院以体现福利性为主,一切靠国家计划和政府指令,经济核算意识薄弱。改革开放以后,随着卫生改革的深入,政府和医院逐步意识到加强医院内部经济管理的重要性。

1979年4月,卫生部、财政部和国家劳动总局联合颁布了《关于加强医院经济管理试点工作的意见》,提出了"合理收费,节约支出"的原则,是医院成本核算工作的起源。同年7月,卫生部确定了医院实行"定额补助、经济核算、考核奖惩"制度。同年11月,卫生部、财政部、国家劳动总局的《关于医院经济管理试点工作的补充通知》发布,极大地推动了医院开展经济管理工作建设。

1981年,卫生部向国务院提交了《关于解决医院赔本问题的报告》,报告中指出因收费与成本严重不配比导致当时全国各类医院普遍严重赔本的情况,请求制定统一的收费标准;获国务院批准同意后,同年3月,卫生部印发了《医院经济管理暂行办法》和《关于加强卫生机构经济管理的意见》，开展了定任务、定床位、定编制、定技术指标、定经济补助、对任务完成好的科室给予奖励的"五定一奖"工作，对医院进行经济核算与考核。

1984年10月，中国共产党第十二届中央委员会第三次全体会议通过的《中共中央关于经济体制改革的决定》标志着城市经济体制改革全面展开，为1985年卫生改革的开启奠定基础。

1985年1月召开的全国卫生局厅长会议，部署全面开展城市卫生改革工作，国家开始"运用经济手段管理卫生事业"，各地医院自主开展了科室成本核算，卫生行业成本核算研究工作也逐渐展开。

1988年，卫生部、财政部发布《医院财务管理办法》，提出"加强经济责任制，推行目标管理""医院要积极开展科室核算和医疗成本测算工作，有条件的应进行成本核算"。

20世纪80年代，公立医院先后尝试了目标管理责任制、定额管理、奖金提成等经济管理手段，提高了工作效率，但这些管理手段因没有以成本核算结果为基础，逐渐暴露出了弊端。

1992年6月，在医院分级管理研讨会上，卫生部提出：落实自主权，搞活医院，逐步调整收费标准，逐步达到按成本收费，使医疗单位能够达到保本经营，略有结余。

1992年11月，财政部颁布了《企业会计准则》，统一了企业会计核算标准，提出了成本核算的方法。医院成本核算工作借鉴企业核算的方法，结合医院的实际情况，对适合医院的成本核算方法进行了有益探索，医院成本核算得到迅速发展。

1993年以后，公立医院逐渐强化了支出概念，积极开展科室成本核算的实践。科室成本核算反映医院内部各部门的经营情况，主要用于卫生服务定价、内部价格结算、劳务成本测算和人员激励等方面。

1997年1月，国务院发布《中共中央、国务院关于卫生改革与发展的决定》指出"卫生机构要加强经济管理""改进核算方法，完善劳动收入分配制度，规范财务行为"。在市场经济的刺激、政府补偿机制不完善的情况下，我国部分有经济意识的医院探索性地开展全成本核算工作，从此，各地医院陆续开始了各自的全成本核算探索之路。

2. 医院成本核算方法的初步探索　随着时代的发展，政府对医院补偿不能满足医院发展的需求，医院为生存与发展，逐步意识到经济管理的重要性，也尝试通过成本核算以及奖金分配等方式来提高工作效率，激励员工积极性，并达到控制成本的目的。

20世纪80年代后期,我国医院陆续开展了科室成本核算工作,这一时期的成本核算主要参照企业"制造成本"的方法,比较客观真实地反映了当时医院科室成本核算的现实。同时,有学者开始提出在完善材料物资制度、制订消耗定额的前提下进行医疗成本核算。

此阶段医院主要实行院、科两级经济核算,医院内部的科室成本核算结果主要服务于奖金分配。计算科室收支结余,并在收支结余的基础上按比例分配奖金,计算方法以统计为主;同时,医院进行的科室成本核算并不包括科室所支出的全部成本,大部分只计算科室的部分变动成本。因此,并非真正意义上的科室成本核算。

这个时期医院没有统一的成本核算体系和科学的成本核算方法,多是粗略的统计和分摊。我国不同课题组和研究机构开始对医院成本核算的方法进行探索,主要致力于方法的引进与探索。

1987年,复旦大学公共卫生学院开展了上海市医院成本核算方法和应用研究;1988年,复旦大学公共卫生学院学者开始对住院医疗成本按病种成本核算的探索性研究;1990年复旦大学公共卫生学院又对全国10个城市25所医院进行了成本核算方法、成本标准化管理及病种成本研究。1990年,北京市医院管理研究所对按疾病诊断相关分组(diagnosis related groups,DRG)付费法进行了介绍并提到"美国对医院住院患者的医疗费用补偿是个很大的改革"。作为一种费用控制的方法,DRG在国内日益受到重视,国内学者逐渐开始了探索性研究。1992年,山东省卫生厅与山东医科大学合作,开展了医疗服务项目成本核算的方法学研究,首先对医疗服务项目平均实际成本、医疗服务成本要素指数测算方法、医疗服务项目成本的指数推测方法进行了探讨,并在山东省17家医院进行了测算,经过检验和完善,形成了较为完善的医疗服务项目成本核算方法。同时,陆续开展了利用相对价值法来核算项目成本、诊次成本、床日成本和病种成本核算等方法。1994年,天津市医院系统工程研究所学者介绍了历史成本法和标准成本法两种方法来核算病种成本,提出了病种和DRG的双项监控流程图,随后又提出病例组合中的病种、病例"四步"分型法,该研究对于后来军队医院DRG应用系统的开发具有很大借鉴意义。

1994年底至1996年6月,卫生部医院诊断和治疗仪器使用规范和成本测算课题组为制订合理的设备收费标准,在全国31所医院开展了以10种仪器设备为测算对象的设备成本调查与研究,提出了设备成本测算模型。

1996年,卫生部卫生服务成本测算中心成本核算研究组在4年期间

（1996—1999 年）主要进行了医疗定价导向的成本测算与核算研究。该研究把医院总成本分为直接成本中心成本和间接成本中心成本，确定了医院不同成本类别的分摊系数，提出以项目成本为基础测算病种成本的思路，分别提出医疗服务成本要素指数计算方法和医院成本相对值法。

（二）成本核算体系陆续规范与经济管理应用深入阶段（1999—2011 年）

1999 年，财政部、卫生部联合发布《医院财务制度》中规定医院实行成本核算，包括医疗成本核算和药品成本核算。成本费用分为直接费用和间接费用。但是医院财务制度对医院成本核算的方法、成本支出范围等并没有具体和明确的规定，因此导致了医院成本核算口径不同和信息不真实，无法作为财政补偿和收费标准制定的参考依据，也不利于医院之间的横向比较。

2010 年 12 月，财政部、卫生部修订《医院财务制度》，首次将"成本管理"的内容写入制度当中，明确将"成本管理"作为单独一章进行阐述。制度重点强化了对成本管理的要求，对成本管理的目标、成本核算的对象、成本分摊的流程、成本范围、成本分析和成本控制等作出了明确规定，细化了医疗成本归集核算体系，为医疗成本的分摊与核算提供口径一致、可供验证的基础数据。这一制度的实施，统一了医院成本核算的口径，有利于医院提升成本核算与管理水平，同时为政府相关部门对医疗服务价格的制订和调整提供了数据参考。

这一阶段，政府相关部门及医疗机构更加认识到运营管理的重要性，意识到成本核算作为管理工具的重要性。医院积极地开展成本核算，政府相关部门也尝试着将成本核算数据用于政策制定的参考依据，这样也推进了成本核算体系由科室全成本核算向项目成本、病种成本核算逐步迈进与完善。

1. 持续规范成本核算体系

（1）医院科室成本核算方法确定：这一阶段医院科室成本核算的目的不再仅是为了奖金分配，而是逐步延伸到成本管理。根据不同管理目的，研究者也提出了不同的成本核算思路，主要表现在成本分摊方法和分摊系数的多元化。不同分摊方法或是不同的分摊系数都会产生不同的核算结果，选择适宜的成本分摊方法、确定科学合理的分摊系数是进行成本核算的关键。医院成本分摊方法研究始于 20 世纪 90 年代，随着管理需求的扩大以及数据信息化水平的提升，成本分摊越来越科学、合理。目前，国内比较公认的医院成本分摊方法有直接分配法、阶梯分配法、双分配法和联立方程法，最常用的是分摊层次比较清晰的阶梯分配法。

1998 年，卫生部成本测算中心提出从医疗辅助科室开始的三级分摊法，即在测算医疗服务单元成本时，将医院医疗辅助科室的成本分摊到临床科室和医技科室。2001 年，北京中医药大学学者对中医医院科室成本进行测算，构建适合中医医院的成本核算方法体系。2001—2005 年，北京市卫生局提出从公共成本开始分摊，采用四级分摊法对科室成本进行核算。2009 年，东南大学学者基于完全成本的思想对医院成本核算模式进行了研究，提出院级、部门级、医疗项目级三级全成本核算模型。同年，北京大学人口研究所学者尝试使用时间驱动作业成本法来核算科室内任意患者的护理成本，对公立医院住院患者的护理服务效率进行检测与评估，依照数据分析服务效率差异。2011 年，陕西职业技术学院学者在医疗服务成本核算中使用电算化技术，运用四级分摊理论和本量利分析法，开发了医院的成本核算系统，该系统能够快速、准确地计算医院的成本费用，达到成本的有效控制。

2010 年版《医院财务制度》中对于科室成本核算的范围、科室分类、成本归集以及分摊方法进行了具体规定，分摊方法按照分项逐级分步结转的方法进行分摊，至此，医院科室成本核算的范围和方法得到了统一。

（2）医疗服务项目核算方法形成：1999 年实施的《医院财务制度》和《医院会计制度》颁布后，项目成本核算研究有了较大的发展。

2001 年 8 月，为保证《全国医疗服务价格项目规范》顺利实行，合理调整医疗服务价格，理顺医疗服务比价关系，国家计委、卫生部发布了《医疗服务项目成本分摊测算办法（试行）》（计价格〔2001〕1560 号），明确了成本测算基本框架，框架分为医院成本测算、科室成本测算和服务项目成本测算三个层次。

2002 年，北京中医药大学学者对中医医疗服务项目成本核算方法进行研究，提出项目成本分摊系数方法包括工作量分配法和操作时间分配法，并按科室成本计算项目成本。由于统计工作量大，当时的核算条件有限，只能进行中医医疗服务项目和个别西医项目的测算。2009 年，四川大学华西第二医院学者对医疗服务项目各类成本的直接计入和间接分摊及分摊系数选择进行探讨。

2005 年，中国人民解放军总医院学者对作业成本法在医院成本核算中的应用进行了探讨，并尝试建立作业模型。2005 年，上海市嘉定区南翔医院学者提出可采用时间驱动作业成本法简化传统作业成本法的核算过程，并计算了一个医疗辅助科室（门诊挂号、划价收费和办理住院手续合三为一的科室）各个作业的成本。同年，北京市卫生局在全成本核算的基础上，采用作业成本法进行了全市市属医院项目成本核算，并按照医疗服务项目收费标准核算了 4 000 多个项目成本。

2010 年版《医院财务制度》中明确提及医疗服务项目成本核算方法以及成

本分摊可参考采用各项目收入比、工作量等参数。

在这个阶段,医疗服务项目成本核算方法理论研究多于实践研究,核算方法主要是成本当量法、成本比例系数法和作业成本法。而在这一阶段北京市市属医院从统一核算方法、统一组织管理的角度,先行尝试了项目成本核算。

(3)病种成本核算方法初步形成:2009年新医改方案提出,规范公立医院收费项目和标准,研究探索按病种付费等收费方式改革。按病种付费方式改革可以规范医疗行为、促进医疗机构建立成本约束机制,从而达到控制医药费用不合理增长、缓解患者就医负担的目的。

2011年2月,《国务院办公厅关于印发2011年公立医院改革试点工作安排的通知》(国办发〔2011〕10号)中指出"探索多种基本医疗保障付费方式改革,大力推行按人头付费、按病种付费、总额预付等多种支付方式。"同年4月8日,《国家发展改革委、卫生部关于开展按病种收费方式改革试点有关问题的通知》(发改价格〔2011〕674号)印发,启动了全国范围的按病种收费方式改革试点工作。

病种成本核算是开展病种收费的基础。我国的学者和专家对病种成本核算方法进行了探讨,此阶段没有统一的方法。主要采用方法有:回顾性调查法、临床路径核算法、医疗项目叠加法和病种成本相对值法等。北京、天津、上海、浙江等地的学者对DRG的方法、合理分组以及应用等方面加以探索。

2010年版《医院财务制度》中规定:"病种成本核算是以病种为核算对象,按一定流程和方法归集相关费用计算病种成本的过程。核算方法是将治疗某一病种所耗费的医疗项目成本、药品成本及单独收费材料成本进行叠加。"实质为医疗项目叠加法。

2. 医院深入探索成本管理及应用　成本管控是成本核算的最终目的。越来越多的医院在成本核算的基础上,为满足科学化、精细化管理的需求,提高内部预算管理水平,实现支出由事后体现向事前控制的转变,不断摸索实践科学、完善的医院成本管理体系,从而达到有效控制成本、优化资源配置、提升整体运营管理水平的目标。

(1)探索医院成本管控措施,逐步提高医院经济管理水平:这一阶段医院成本管理研究开始起步,很多学者探索了战略成本管理、目标成本管理、标准成本管理等现代成本管理方法在医院管理中的应用,将医院成本核算研究推进到医院经济管理层面。

医院在成本管理实践中不仅将成本核算应用在奖金分配上,还陆续结合目标成本管控法,建立费用归口管理责任制,制订目标成本、消耗定额。在人员管理方面实行定编、定员以及推广后勤社会化改革，还延伸到医院采购环节及流程管理。随着我国各级医院的成本意识陆续强化以及管理水平日益提高，成本管理成为医院管理不可或缺的重要组成部分。

（2）医院成本核算的结果为政策制定提供依据：2010年2月，《关于公立医院改革试点的指导意见》发布，提出"推进医药分开，改革以药补医机制，逐步将公立医院补偿由服务收费、药品加成收入和政府补助三个渠道改为服务收费和政府补助两个渠道。"有学者指出，准确的医疗服务项目成本测算有助于医疗服务价格的制订，合理调整医疗服务项目价格，使收费结构趋于合理。

在科学核算的基础上，基于成本进行补偿是发达国家较为常见的补偿方式，目前已有部分地区将医院成本核算的结果应用到政策制定中。2010年，北京市依据试点医院的成本核算情况，制定新型财政补偿政策，对医疗机构给予项目亏损、设备更新、重点学科建设等补偿；广东、江苏、云南等地对医疗服务项目价格进行调整，临产诊疗、护理、手术类等体现医疗人员技术劳务价值的医疗服务价格均有所提高，而利用仪器设备类的医疗服务价格降低。

（三）成本核算体系统一规范与经济管理应用强化阶段（2012年至今）

2009年4月6日，《中共中央 国务院关于深化医药卫生体制改革的意见》正式发布，新医改大幕全面拉开，本轮医改始终贯穿医疗卫生公益性这条主线，强化政府投入，改革补偿机制，切实缓解"看病难、看病贵"问题。

2012年，医改"十二五"规划开局，党的十八大胜利召开，公立医院综合改革稳步推进。本阶段政府和医院管理者共同关注并亟待解决的问题是公立医院如何建立起维护公益性、调动积极性、保障可持续的运行新机制以有效缓解群众"看病难、看病贵"的问题。

2012年，国家制定实施《全国医疗服务价格项目规范（2012年版）》，全面梳理收费项目，增加了内涵一次性材料、低值易耗、基本人力消耗和耗时、技术难度、风险程度5项内容，并对医疗服务项目操作流程进行了规范，探索建立理顺医疗服务价格、增加政府补助及医院合理控费的科学补偿机制。

2013年，国家卫生计生委开始开展全国医疗服务价格和成本监测与研究网络工作，为逐渐开展医疗服务成本监测提供了样本数据支撑，推进医疗服务价格改革。

2015年5月，《国务院办公厅关于城市公立医院综合改革试点的指导意见》（国办发〔2015〕38号）提出：强化公立医院精细化管理。加强医院财务会计管理，强化成本核算与控制。同年10月，发布的《中共中央国务院关于推进价格机制改革的若干意见》，明确要求：理顺医疗服务价格，建立以成本和收入结构变化为基础的价格动态调整机制。这对公立医院项目成本核算方法的确定与统一、核算结果的应用提出了切实要求。

2016年，卫生计生工作要点中也提出要健全调整医疗技术服务价格和增加政府补助，医院加强成本核算、节约运行成本等多方共担的补偿机制。

2017年7月，《国务院办公厅关于建立现代化医院管理制度的指导意见》（国办发〔2017〕67号）提出：要强化成本核算与控制，逐步实行医院全成本核算。

2020年12月，《关于加强公立医院运营管理的指导意见》（国卫财务发〔2020〕27号）提出：公立医院运营管理要坚持公益性、整体性、融合性、成本效率和适应性五项原则，强化业务管理与经济管理相融合，强化成本管理意识。

2021年6月，《国务院办公厅关于推动公立医院高质量发展的意见》（国办发〔2021〕18号）提出：通过健全运营管理体系，对医院成本产出等进行监测评价，以提升公立医院高质量发展新效能。

尤其是《公立医院成本核算规范》（国卫财务发〔2021〕4号）、《事业单位成本核算基本指引》（财会〔2019〕25号）、《事业单位成本核算具体指引——公立医院》（财会〔2021〕26号）的发布，使医疗卫生机构成本核算方法体系不断完善，核算结果日趋准确，达到加强医院内部经济管理与运营、提升管理效率、助推高质量发展的目标。

1. 科室成本核算方法基本确定　2010年版《医院财务制度》对于科室成本核算的范围、科室分类、成本归集以及分摊方法进行了具体规定，分摊方法按照分项逐级分步结转的方法进行分摊。此后，科室成本核算一直使用此方法。2019年，财政部颁布《事业单位成本核算基本指引》明确指出成本核算的基本原则、基本方法及相关定义。在同年实施的《政府会计准则制度》中，同样对医院成本核算和管理作出明确要求。2021年2月3日，由国家卫生健康委和国家中医药管理局联合发布的《公立医院成本核算规范》明确了成本核算的分类及核算方法，分别是科室成本核算、诊次成本核算、床日成本核算、医疗服务项目成本核算、病种成本核算和DRG成本核算；同时，对各类成本核算方法和流程进行了详细阐述。

2. 医疗服务项目成本核算方法逐渐完善和规范　《公立医院成本核算规范》在项目成本核算中采用作业成本法、成本当量法、成本比例系数法等方法计算单个医疗服务项目成本，并且明确医院可结合实际探索适当的计算方法。至此，医疗服务项目成本核算方法得到了规范。

3. 病种/DRG成本核算方法创新和规范　《公立医院成本核算规范》中第八章和第九章分别规定了病种成本核算和DRG成本核算方法，主要有自上而下法、自下而上法和成本收入比法。

2021 年 11 月 22 日，财政部印发《事业单位成本核算具体指引——公立医院》第二十九条指出：在核算病种、DRG 成本的步骤中，将业务部门归集的费用分配至各患者，应当根据医院实际核算条件选择适宜的分配方法，包括但不限于项目叠加法、服务单元叠加法和参数分配法。

两个文件均对病种及 DRG 成本的核算作了方法学的指导和规范，至此，病种成本核算及 DRG 成本核算方法得到进一步规范。本书将在国家规范的基础上，结合多年的理论和实践探索进行阐述。

二、社区卫生服务机构成本测算与管理发展历程

（一）社区卫生服务机构成本测算方法的探索

我国社区卫生服务起步较晚，须在借鉴国外经验的同时结合我国国情，探索发展社区卫生服务体系。实施国家基本公共卫生服务项目后，制订人均项目标准，完善社区卫生服务筹资与补偿政策是维持社区卫生服务的良性运转和可持续发展最重要的保障措施。但是标准和补偿是否合理，则需要社区卫生服务机构成本的核算作为参考。2010 年，由财政部、卫生部印发的《基层医疗卫生机构财务制度》和《基层医疗卫生机构会计制度》规范了基层医疗卫生机构的会计核算和财务管理制度，为开展社区卫生服务成本测算打下基础。

我国社区卫生服务成本研究大约开始于 2001 年。2001—2002 年，复旦大学公共卫生学院对江苏省苏州市、辽宁省沈阳市，以及从陕西、河北、江苏、广东四省中分别选取省会城市、1 个地级市和 1 个县级市，采用操作时间分配系数法进行了社区卫生服务机构的成本测算，为制定社区卫生服务机构筹资与补偿政策提供参考依据。2005 年、2006 年，昆明医学院、南京医科大学医政学院分别对云南省开远市和江苏省南京市鼓楼区社区卫生服务中心的成本进行测算；2007 年，北京市月坛社区卫生服务中心、广州市疾病预防控制中心等分别对北京市西城区月坛社区卫生服务中心、广东省广州市社区卫生服务项目进行了成本测算。2008 年，北京中医药大学团队对北京市西城区月坛社区卫生服务中心进行了成本测算，对比例系数法在社区的应用进行了进一步的补充和细化。这一时期，学者们多采用完全成本法，基本围绕"机构总成本—科室成本—项目成本"的分摊成本方式，在分摊系数上多采用操作时间来分配成本。

随着社区管理体系的完善，2007 年，首都医科大学卫生管理与教育学院学者提出了作业成本法应用于社区卫生服务机构成本测算的基本思路和实施步骤，并且选取北京市某区功能较齐全、数据较完整的社区卫生服务站进行了作

业成本法的实际研究；成都中医药大学学者也进行了社区卫生服务机构作业成本法的理论探讨与实际测算。研究表明，作业成本法可以更好地反映成本信息，但是程序复杂，对社区卫生服务机构的财务、数据基础等要求较高，因此该方法并没有得到广泛应用。

新医改后，公共服务项目标准制定以及基本药物制度的实施等新政策都对原有的社区卫生服务机构财政投入方式产生影响，科学测算社区卫生服务机构成本，为调整财政投入提供决策依据就显得更为紧急和重要。但是上述成本核算方法因其数据要求、信息支持、服务规范性等要求，不能适应我国社区卫生服务机构的实际情况。2012年，北京中医药大学管理学院和首都儿科研究所卫生发展研究室研究团队提出"当量法"来测算社区卫生服务项目成本，"当量法"中的"服务项目当量值"是根据服务项目规范确定，其成本和服务量信息来自服务功能完善、工作开展好的样本机构，能够对医疗服务和公共卫生服务提供统一标尺，因此测算出的成本数据对实际投入具有一定的指导性和科学性；此外，测算过程中所涉及数据采集方法简单，无须信息系统支持，数据可获得性较高，能够快速测算新增服务项目成本。因此，"当量法"在社区卫生服务机构成本核算中得到了一定的推广和应用。

近年来，随着社区综合改革的推进，成本管控压力增加，成本测算的需求逐步增强。2016年，上海以标化工作量为基础，利用社区医疗卫生支出统计数据以及标化工作项目调查表对上海市卫生服务项目成本进行测算，为财政部门对社区卫生服务机构的补偿提供依据，促进基层医疗机构健康发展。

总体来说，由于社区医疗卫生机构发展不均衡、财务核算水平以及管理能力不尽相同，实际应用中的成本测算方法多以"当量法"和"标化工作量法"为主，以上方法不核算科室成本，而是直接测算项目成本，核算简单易行。

（二）社区卫生服务机构成本测算的应用

"保基本、强基层、建机制"是新医改社区发展的主基调，财政投入一直是社区管理者呼吁的主要方面。随着基本公共卫生服务逐步均等化政策进一步落实，社区卫生服务机构的工作量大幅度增加，且有继续增加的趋势，而现有的补助标准是否能够满足社区卫生服务机构的运行及覆盖不断增加的公共卫生服务项目，需要社区成本测算来提供数据依据。

目前，社区卫生服务机构成本测算应用主要体现：第一，为预算和支出管理提供数据支撑。社区卫生服务机构开展"收支两条线"管理后，建立在成本测算基础上的预算和支出管理则尤为重要。第二，为财政补偿和政府购买服务提供标准参考。国家基本公共卫生服务项目所需经费由财政经费安排，随着国家基本公共卫生服务项目内容不断丰富,经费标准逐步提高,测算新增服务项目成本,为合理测算项目经费投入规模提供参考。2010 年,北京中医药大学团队开展的"北京市社区卫生服务机构公用经费补偿机制研究"以社区成本测算结果为基础,制订了北京市社区公用经费补偿方案,以此为基础出台《关于北京市社区卫生服务机构公用经费定额的指导意见》(京财社〔2010〕2763 号)作为公用经费补偿依据。2014 年,北京中医药大学团队对中医体质辨识服务、儿童中医调养服务和产妇中医调理服务三项中医公共卫生项目进行项目论证及成本测算,为政府购买国家公共卫生服务项目中新增中医药健康管理项目服务包提供依据。第三,有利于社区卫生服务机构绩效管理。对于社区卫生服务中心而言,加强成本测算,有助于降低社区卫生服务中心运营成本,通过绩效考核来提高主动控制成本的积极性,减轻财政负担。

三、公共卫生机构成本测算与管理发展历程

与医院和社区卫生服务机构相比,疾病预防控制机构、急救中心等公共卫生机构由于机构性质属于全额拨款单位,其运行发展长期依靠财政拨款,缺乏成本管理动机,因此这类机构疏于对成本测算的认识以及成本控制和管理。2017 年,国家取消疾病预防控制机构"三项收费(取消预防性体检费和停征卫生检测费、委托性卫生防疫服务费)"后,其用于补贴人员工资以及机构运转的收入减少,直接造成包括人员经济收入、人员流出、人员职业发展,以及设备更新、维护等方面的影响,公共卫生机构也逐渐面临经济运行和管理的压力,而成本测算正是解决此类问题的有力手段,也是公共卫生机构合理收费的重要依据和保证可持续发展的基础性工作。

以往研究中,部分学者也对公共卫生机构的成本管理进行了一定的探索。2002 年,北京市疾病预防控制(预防医学研究)中心探索了公共卫生机构成本测算的思路和模型,主要是按照科室成本—项目成本的思路;2007 年,卫生部卫生经济研究所等利用上述方法对机构的公共卫生服务项目成本进行了测算并分析;2011 年,北京中医药大学研究团队对北京市(区、县)疾病预防控制中心成本测算方法展开研究,进一步优化了公共卫生机构比例系数法。2015 年,北京中医药大学研究团队将时间驱动作业成本法在北京市某急救中心服务项目成本测算中进行了应用,提出符合急救中心特点的项目成本测算模型。总体来说,公共卫生机构相关文献研究数量较少、实际应用较少、方法研究较少。

成本测算为专业公共卫生机构预算提供依据,无论机构预算、人员预算、项目预算,还是成本测算,都可以提供精细估算的基础数据;成本测算可以为公共

卫生机构绩效评价提供依据；成本测算的公共卫生服务项目成本，是公共卫生服务补偿性收费价格的定价依据，也为政府购买服务提供价格参考；最后，成本测算可以提供机构内部经济运行的整体情况，为机构内部经济管理、科室管理、项目管理提供准确数据和管控方向。

第二章

医院经济管理体系概述

第一节　医院经济管理体系

一、医院运营管理

医院运营管理是医院管理的重要职能之一,也是医院创造价值的主要活动方式,医院通过运营管理活动将投入转化为产出(图2-1)。随着管理方法的创新、进步和信息技术水平的不断发展,带动医院运营管理理论和方法的创新和发展,提升运营管理水平、促进高质量发展、增强核心竞争力。为了推动公立医院的高质量发展,推进管理和运营方式更加科学化、精细化、规范化,国家卫生健康委制定了《关于加强公立医院运营管理的指导意见》(国卫财务发〔2020〕27号),以期实现医院的发展方式从规模扩张转向提质增效,运行模式从粗放管理转向精细化管理,资源配置从注重物质要素转向更加注重人才技术要素,通过医院运营管理提升医院新效能。

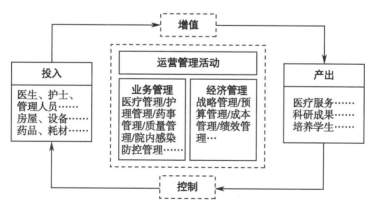

图2-1　医院运营管理体系

医院运营管理指对人、财、物、技术等核心资源进行科学配置、精细管理与有效使用，对运营各环节的设计、计划、组织、实施、控制和评价等管理活动，来提供高质量的医疗服务。运营管理的对象是医院所有资源和活动，既包括经济、人力、技术等资源，又包括医疗服务和技术的创新、评估和改进，对经济资源的计划、组织、实施和评价等活动。其中，对于经济资源的管理是缓解医院经济运行压力、提升内部资源配置效率和运营管理效益的重要手段。因此，在运营管理活动中，探索出行之有效的经济管理方式方法，是全面提升医院管理水平，促进医院高质量发展的重要途径。

二、经济管理体系

（一）经济管理体系概述

医院经济管理活动是对医院的经济和管理活动进行组织、实施、调节和监督的过程，是对医院经济资源的科学配置、精细管理和有效使用。2020年，国家卫生健康委印发了《关于开展"公立医疗机构经济管理年"活动的通知》（国卫财务函〔2020〕262号），提出了活动主题"规范管理、提质增效、强化监管"。

如何通过经济管理来规范医疗服务行为、提质增效和强化监督，经济管理活动的实施需要借助先进的管理方法和工具，通过一系列先进的管理方法和工具在经济管理活动中的应用，逐步形成医院经济管理体系。医院经济管理体系是有机统一的整体，经济管理体系是将经济管理活动嵌入规划、决策、控制、评价等环节，包括战略管理、预算管理、成本管理、绩效管理、风险管理等（图2-2）。

战略是医院经济管理体系的起点和核心，预算管理是资源配置，成本是资源控制，绩效是资源引导。全面预算管理是落实医院战略、统筹配置资源的工具，将战略目标细化为具体经济指标；绩效管理充分发挥杠杆和指挥棒作用，整合医院战略和业务发展，使组织目标与部门目标一致，切实保障医院战略目标的实现。成本管理贯穿于经济管理的全过程，事前定标、事中控制、事后追溯，为医疗卫生机构经济管理提供数据支持，并有效成本控制，节约成本。

《国务院办公厅关于推动公立医院高质量发展的意见》（国办发〔2021〕18号）中指出，公立医院应坚持公益性主导，以建立健全现代医院管理制度为目标，强化管理创新。公立医院的经济管理要服务于公立医院的发展目标，也要以公益性为导向，同时要兼顾效率，要提升公立医院高质量发展新效能，健全运营管理体系、加强全面预算管理、完善内部控制制度、健全绩效评价机制。《国务院办公厅关于加强三级公立医院绩效考核工作的意见》(国办发〔2019〕4号)设定了三级公立医院绩效考核指标体系,该体系由医疗质量、运营效率、持续发展、满意度评价4个方面的指标构成,经济管理在这四个方面均可以发挥重大作用。其中,借助预算管理手段,通过资源的合理计划及分配,可以帮助医院实现战略目标定位,促进医疗质量的提升,增强运营效率,实现持续发展;成本管理配合医院精细化管理同样可以改善医疗服务流程,提升运营效率,实现持续发展;而通过风险管理、内部控制,也可以规范服务流程、提升医院风险防范能力;通过信息管理可以提升服务效率和医疗质量。这些都最终为提升政府、社会和医院的满意度做出贡献。

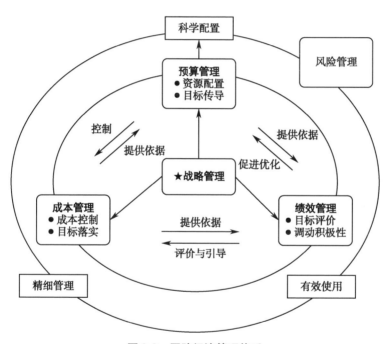

图2-2 医院经济管理体系

(二)战略管理

战略管理是指对医院全局的、长远的发展方向、目标、任务和政策,以及资源配置作出决策和管理的过程(图2-3)。战略是医院发展的愿景和目标,是医院长期目标与短期目标有效衔接的关键。医院根据各业务部门与战略目标的匹配程度进行资源配置,并将此目标责任层层落实,构成不同层级彼此相连的战略目标责任圈。因此,战略管理是经济管理体系的重要一环,是决定资源是否科学配置、资源是否有效使用的重要依据。

为了推动医院战略的实施,医院一方面建立与战略目标相匹配的资源配置机制,以预算管理为抓手,科学配置资源;另一方面建立战略管理有关制度及配套的绩效激励制度,形成科学有效的制度体系,切实调动职工的积极性,提升职工的执行力。

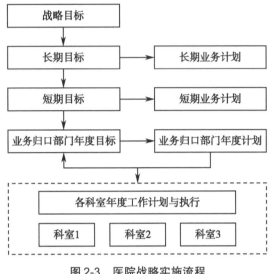

图2-3 医院战略实施流程

(三)全面预算管理

全面预算管理是指医院以战略目标为导向,通过对未来一定期间内的经营活动和相应的财务结果进行全面预测和筹划,科学、合理配置医院各项财务和非财务资源,并对执行过程进行监督和分析,对执行结果进行评价和反馈,指导经营活动的改善和调整,进而推动实现医院战略目标的管理活动。预算管理是促进战略落地的重要管理工具。

全面预算管理的要点:一是坚持战略导向,围绕医院的战略目标和业务计划有序开展,引导各预算责任主体聚焦战略、专注执行、达成绩效;二是要将预算目标层层分解至各预算责任中心,按各责任中心权、责、利相匹配的原则分解预算目标并层层传导至业务端,以实现预算目标;三是过程控制,通过及时监控、分析等把握预算目标的实现进度并实施有效评价,为医院经营决策提供有效支撑;四是要业财融合,预算管理应以业务为先导、以财务为协同,将预算管理嵌入医院经营管理活动的各个领域、层次、环节。

（四）成本管理

成本管理是医院在运营过程中实施成本预测、成本决策、成本计划、成本控制、成本核算、成本分析和成本考核等一系列管理活动的总称。在医院经济管理体系中，成本管理贯穿医院运营管理全过程，在医院提高运营管理水平和提升运营效益中发挥重要作用。一方面，成本管理与医疗技术服务的特点和医院战略目标相适应，服务于医院目标的实现；另一方面，成本管理通过嵌入业务的各领域、各层次、各环节，实现成本管理责任到人、控制到位和目标落实。基于过程管理的成本管理是医院精细化管理的必然要求。随着医改的不断深化，取消药品、耗材加成，医保支付方式改革等措施的实施，医院运营压力越来越大，只能通过精细化管理来优化成本结构，寻找效益空间。同时，加强成本数据的应用，配合医院绩效运营管理，调动临床积极性（图2-4）。

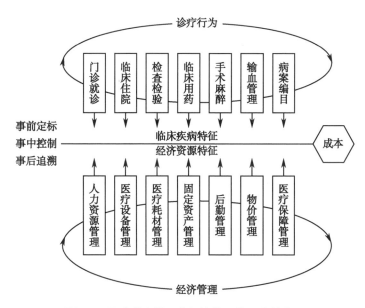

图2-4　医院成本管理在经济管理体系中的作用

（五）绩效管理

绩效管理是指医院与科室、员工之间就绩效目标及如何实现绩效目标达成共识，并帮助和激励员工取得优异绩效，从而实现医院战略目标的管理过程。绩效管理的核心是绩效评价和激励管理。医院运用系统的工具方法，一方面，对一定时期内医院的运营效率与效果进行综合评判来开展绩效评价；另一方面,调动医院人员的积极性、主动性和创造性,激发医院员工工作动力。因此,绩效管理通过医院、科室和个人目标的协同激励,服务于医院战略目标的实现。

第二节　医院成本管理的三重境界

一、成本管理的概念体系

成本管理一般划分为以下三个阶段。

1. 事前成本管理阶段　主要是对未来的成本水平及其发展趋势所进行的预测与规划,包括成本预测、成本计划和成本决策三个步骤。

(1)成本预测:以现有条件为前提,在历史成本资料的基础上,根据未来可能发生的变化,利用科学的方法,对未来的成本水平及其发展趋势进行描述和判断的成本管理活动。

(2)成本计划:也称成本预算,指以货币形式反映医院一定时期内各类成本水平耗费情况的总体安排。成本计划的编制能总括地反映医院各个部门和服务成本耗费情况和变化程度,也是成本控制和考核的依据。

(3)成本决策:在充分利用已有资料的基础上,对运营过程中与成本相关问题的各个方案,运用定性和定量的方法,综合经济效益、效率和规模等指标,进而确定运营过程中与成本相关最优方案的成本管理活动。

2. 事中成本管理阶段　主要是对运营过程中产生的成本进行干预与控制,即成本控制步骤。

成本控制即成本管理者根据预定的目标,对成本发生和形成过程以及影响成本的各种因素条件施加主动的影响或干预,使成本按照预期方向发展的成本管理活动。

3. 事后成本管理阶段　主要是在成本发生之后进行的核算、分析和考核,包括成本核算、成本分析和成本考核三个步骤。

(1)成本核算:根据成本核算对象,按照法规制度和卫生机构管理的要求,利用会计核算体系,采用适当的成本计算方法,对运营过程中实际发生的各种耗费按照规定的成本项目进行计算、归集与分配,取得不同成本计算对象的总成本和单位成本,并将其传递给有关使用者的成本管理活动。

(2)成本分析:在成本核算提供的实际成本及其他有关资料的基础上,运用一定的方法,揭示成本变化情况,进一步查明影响成本变动的各种因素、产生的原因,明确相应责任单位和责任人的责任,并提出建设性的建议,以采取有效的措施控制成本的成本管理活动。

(3)成本考核:对成本计划及其有关指标实际完成情况进行定期总结和评价,并根据考核结果和责任制的落实情况,进行相应奖励和惩罚,以监督和促进卫生机构加强成本管理责任制,提高成本管理水平的成本管理活动。

二、医院成本管理的三重境界

纵观成本管理在经济管理的作用和地位,可以将成本管理分为"精打细算,成本控制""优化整合,效能提升""未雨绸缪,高质量发展"三个层次。

1. "精打细算,成本控制"层次——"节省"导向 该层次的主要特点是简单低成本管理:省成本;节省、细入手;投入较少、效果直接。主要措施包括:采取节约措施,精打细算,避免"跑冒滴漏";设置核算单元,明确责任中心,全员发动,责任挂钩;定额管理、信息追溯,减少末端、环节成本;节省成本形成基础控制。

2. "优化整合,效能提升"层次——"优化"导向 该层次的主要特点是系统性低成本管理:调结构;业务模式创新、流程优化、提高员工的技能及能动性;需要持续投入改进、让成本有更高的转化力及增值力。主要措施包括从患者的需求出发,重新审视业务流程,减少不必要的环节;将合适的人放到合适的岗位,避免人才浪费;通过培训使员工工作规范化,减少失误;追溯成本,形成过程控制。

3. "未雨绸缪,高质量发展"层次——"战略"导向 该层次的主要特点是战略性低成本管理:重价值;核心在"平衡"客户价值与医院成本;要与不同的战略管理措施进行相互融合;让成本为医院战略发展服务,提高医院核心竞争力。主要措施包括将成本管理融入战略、决策制定,如重点学科发展、设备采购、技术引进等,从战略角度规划成本;预测成本,形成源头控制。

不同层次的成本管理与不同的成本对象及手段相关。"精打细算,成本控制"层次,可以利用科室成本核算和管理,采用成本中心责任制,即节省成本;"优化整合,效能提升"层次,可以与项目成本、病种成本和 DRG 成本核算结合,与业务相结合,即优化成本;"未雨绸缪,高质量发展"层次,引入战略成本管理,将成本与预算管理等相结合,将成本融入战略制定,即规划成本。三个层次成本管理缺一不可,共同促进医院成本管理提升,推进医院高质量发展(图 2-5)。

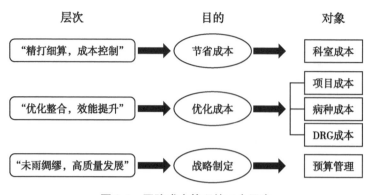

图 2-5　医院成本管理的三个层次

第三章

成本相关基本概念

第一节　成本的含义

一、成本的概念

成本是商品经济的价值范畴，是商品价值的组成部分。人们要进行生产经营活动或达到一定的目的，就必须耗费一定的资源，其所耗费资源的货币表现及其对象化称之为成本。并且随着商品经济的不断发展，成本概念的内涵和外延都处于不断地变化发展之中。

成本有以下几个方面的含义。

（1）成本属于商品经济的价值范畴：成本是构成商品价值的重要组成部分，是商品生产中生产要素耗费的货币表现。

（2）成本具有补偿的性质：它是为了保证企业再生产而应从销售收入中得到补偿的价值。

（3）成本本质上是一种价值牺牲：它作为实现一定的目的而付出资源的价值牺牲，可以是多种资源的价值牺牲，也可以是某些方面资源的价值牺牲；甚至从更广的含义看，成本是为达到一种目的而放弃另一种目的所牺牲的经济价值，在经营决策中所用的机会成本就有这种含义。

二、不同管理目的成本含义及内容

财务会计中的成本，专指按某种产品或商品所归集的与其有某种关联关系的费用，其本质属性是"对象性"或"归属性"，其归集的方法和过程以制造业企业最为典型。财务会计中的成本是按照实际发生的历史成本进行归集或核算的。

管理会计中的成本是按照管理决策的需要对成本进行归集，任何涉及经济利益的决策都离不开相应的成本信息支撑，管理当局决策的多样化直接导致了成本信息的多样化,即所谓的"不同目标,不同成本"。管理会计中的成本包括可能发生的机会成本、沉没成本,成本内容可以是已经发生的成本、正在发生的成本或将来发生的成本。

成本会计作为会计信息系统的一个子系统,记录、计量和报告有关部门成本的多项信息,这些信息既为财务会计提供资料,又为管理会计提供资料。其中,成本核算的结果主要用于资产计价和收益确定,并且成本的形成、积累和结转的整个程序要纳入以复式记账为基础的财务会计框架中。而根据成本数据所进行的成本预测、成本决策、成本控制、成本考核内容,为管理当局决策以及对内部人员进行业绩评价提供依据。

第二节　成本分类

成本分类是指根据成本核算和成本管理的不同要求,将成本分成不同的类别。成本数据根据不同的收集对象以及不同的管理者所需成本数据的不同,可以将成本的概念分为三个体系,每个体系中又包括不同的成本概念。

一、"成本核算"阶段的成本概念

成本核算是指将单位在生产经营过程中发生的各种耗费按照一定的对象进行分配和归集,以计算总成本和每单位成本。成本核算通常以会计核算为基础,以货币为计算单位。成本核算是成本管理的重要组成部分,对于单位的成本预测和经营决策等存在直接影响。

"成本核算"阶段主要涉及的成本概念如下。

1. 成本核算对象与成本归集、成本分摊

(1)成本核算对象:也称成本对象(cost object),是指在成本计算过程中分配和归集费用的承担者,成本对象是需要对成本进行单独测定的单元。

(2)成本归集(cost accumulation):是通过一定的会计制度、会计账户,以有组织的方式进行成本数据的收集。

(3)成本分摊(cost apportionments):是将汇集的成本按合理而简便的方法,追溯和分配给成本对象,以确定一项活动的成本。

2. 直接成本与间接成本

(1)直接成本(direct cost):与某个特定成本对象相联系,并能以经济可行(有成本效益)的方式追溯到该成本对象。

某项费用是否属于直接计入成本,取决于该项费用能否确认与某一成本对象直接有关以及是否便于直接计入该成本计算对象。

（2）间接成本（indirect cost）：与某些特定成本对象相联系，但不能以经济可行（有成本效益）的方式追溯到该成本对象。如管理费用、辅助材料费、间接人工费和管理人员工资等。

直接成本是与成本对象直接相关，能够经济而方便地追溯到各个成本对象的成本；间接成本是与成本对象间接相关，不能经济而方便地追溯到各个成本对象的成本。间接成本需要通过成本分配的方法分配给成本对象。

3. 全成本与每单位成本

（1）全成本（complete cost）：是成本对象的直接成本加上相应间接成本的合理份额形成的成本。全成本是一项产品或服务的实际成本，是计算盈亏的依据之一。

（2）每单位成本（unit cost）：也叫平均成本（average cost），是用总成本除以总数量计算的，是指某个服务单元的成本，也称作每单位产品的平均成本。

二、"成本管控"阶段的成本概念

成本管控是指医疗卫生机构根据一定时期预先建立的成本管理目标，由成本管控主体在其职权范围内，在生产耗费发生以前和成本控制过程中，对各种影响成本的因素和条件采取的一系列预防和调节措施，以保证成本管理目标实现的管理行为。在此阶段主要涉及的成本包括以下几项。

1. 可控成本与不可控成本

（1）可控成本（controllable cost）：指可以通过一定的方法、手段，使其按所希望的状态发展的成本，即能为某个责任单位或个人的行为所制约的成本。可控成本具有多种发展可能性，并且有关的责任单位或个人可以通过采取一定的方法与手段使其按所期望的状态发展。如果某些成本只具有一种可能结果，则不存在进行控制的必要性；如果某些成本虽具有几种可能结果，但有关的责任单位或个人无法根据自己的需要对其施加影响，则不存在进行控制的可能性，以上均不属于可控成本的范畴。一般来讲，可控成本的确定应具备三项条件：有关的责任单位或个人有办法了解所发生耗费的性质；有关的责任单位或个人有办法对所发生耗费加以计量；有关的责任单位或个人有办法对所发生耗费加以调节和控制。

（2）不可控成本（uncontrollable cost）：与可控成本对应指不能为某个责任单位或个人的行为所制约的成本，即某一特定部门无法直接掌握，或不受某一特定部门的服务量直接影响的成本。不可控成本一般是无法选择或不存在选择余地的成本。它也具有相对性，与成本发生的空间范围和时间范围有关。例如，短期内固定成本是不可控成本，但从长期来看，医院可以调整固定资产支出，固定成本成为可控成本。

2. 标准成本 标准成本（standard cost）是指为达成某一目标预计应耗用的资源的成本，是指在一定的技术条件下进行有效的经营管理，在提高效率和消除浪费下实现某一目标所发生的成本，它是可作为控制成本开支、评价实际成本、衡量工作效率的依据和尺度的一种目标成本。制订标准成本的目的，主要是为了事先编制预算，作为预算期内努力实现的成本目标，事中控制实际发生的经济业务，揭示实际成本与标准成本的差异和原因，保证预期成本目标的实现，事后通过成本差异分析，评价和考核工作业绩。

医疗服务标准成本是指医院在充分调查、分析和技术测定的基础上，根据现已达到的技术水平所确定的在有效经营条件下提供某种服务应当发生的成本。医疗服务标准成本作为目标成本的一种，是控制成本消耗、评价实际成本、衡量工作效率的依据。因此，在医院微观经济管理中，每家医院都应了解自己提供服务消耗的成本；同时，医疗服务标准成本又是控制卫生费用迅速增长的基本手段和确定医疗服务价格的重要依据，卫生主管部门必须掌握辖区内医院的成本水平。从这两个角度看，医疗服务标准成本可以是单个医院的，也可以是某一区域所有医院的。但是，经济学意义上的成本是指部门同类产品或同类服务的平均成本，医疗服务标准成本也应是这样。在现代化大生产中，符合医疗技术质量标准的、加权平均的社会必要劳动时间是形成医疗服务价格的内在基础和决定性依据。同时，医疗服务的公共产品属性和技术垄断性，决定了医院不能按照自己的实际成本制订价格。因此，医疗服务标准成本在这个意义上讲是众多医院的标准成本。在医院存在固有差异和难以对服务项目各组成部分（劳务、固定资产折旧、材料消耗等）标准化的情况下，平均成本是制订标准成本最简单合理的方法。

3. 责任成本 责任成本（responsibility cost）是以具体的责任单位（部门、科室、班组等）为对象，以其承担的责任为范围所归集的成本，为各责任中心的权力所控制，并负有相应的经济责任的成本。通过将责任成本与标准成本或目标成本进行比较，确定成本管理、控制的任务。医院任何活动都会发生成本，都属于成本控制的范围，建立多级责任成本核算与考核制度是有效控制成本的关键。

根据医院各科室、各部门在医院业务活动中承担的责任将其划分为不同类型、不同层次的责任中心。各责任中心发生的行为为其能力所控制，并以其负有责任的各种耗费为各责任中心的责任成本。因此,医院的责任成本与科室成本相比具有自身特点。

（1）与特定的责任中心相联系:责任成本按责任中心进行核算、汇集和考核。

（2）以可控成本为其责任范围:可控成本是特定成本控制空间或责任中心基于既定的职责范围,为该空间或责任中心所能控制的成本。各责任中心以该中心可控成本为其责任范围。

（3）可追溯性:可追溯性是责任成本与医院其他成本相比最显著的特征,因为医院发生的耗费总是与特定的原因和目标相联系,受特定的权力制约。故发生的成本均可按其发生的原因及可控性追溯到有关责任部门。各责任中心发生的成本,有些是该责任中心的可控成本,有些为不可控成本。同样,责任中心的可控成本不一定发生在该责任中心。为了确定各责任成本中心的成本责任,对于成本发生空间和责任中心不一致的,应追溯到各责任中心。

三、"管理决策"阶段的成本概念

"管理决策"阶段主要是为医院管理者提供决策时的成本依据,为控制医院成本提供基础依据,在此阶段主要涉及的成本概念包括以下几项。

1. 固定成本与变动成本　依据管理会计理论,按成本习性将成本项目划分为两大类:固定成本和变动成本。

（1）固定成本:固定成本(fixed cost)又称固定费用,是指成本总额在一定时期和一定业务量范围内,成本相对固定,不受业务量增减变动影响而能保持不变的成本。如:按固定资产原值计提的折旧和人员经费等。固定成本的特征是在一定时间和业务量范围内其总额维持不变(图 3-1A),但是单位业务量所分摊(负担)的固定成本与业务量的增减呈反向变动(图 3-1B)。固定成本总额只有在一定时期和一定业务量范围内才是固定的,这就是说固定成本的固定性是有条件的。这里所说的一定范围叫作相关范围,如业务量的变动超过这个范围,固定成本就会发生变动(图 3-2)。固定成本通常可区分为约束性固定成本和酌量性固定成本。

约束性固定成本(committed fixed cost):为维持医院提供医疗服务的经营能力而必须开支的成本,如房屋和医疗设备的折旧、房屋租金、人员工资等。由于这类成本与维持医院的服务能力相关联,也称为服务能力成本。这类成本的数额一经确定,不能轻易加以改变,因而具有相当程度的约束性。

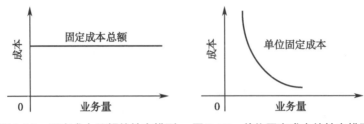

图 3-1A 固定成本总额的性态模型　　图 3-1B 单位固定成本的性态模型

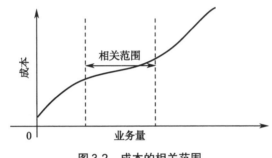

图 3-2 成本的相关范围

酌量性固定成本(discretionary fixed cost):医院在会计年度开始前,根据经营、财力等情况确定的计划期间的预算额而形成的固定成本,如科研费、宣传费、职工培训费等。由于这类成本的预算数只在预算期内有效,医院领导可以根据具体情况的变化,确定不同预算期的预算数,所以也称为自定性固定成本。这类成本的数额不具有约束性,可以斟酌不同的情况加以确定。

(2)变动成本:变动成本(variable cost)是指成本总额随着业务量的变动而呈正比例变动的成本。这里的变动成本是就总业务量的成本总额而言。变动成本是与业务量的总数呈正比例增减变动的成本总额,主要是科室可以控制的成本,包括各种材料消耗、水电气的消耗等。若从单位业务量的变动成本来看,它是固定的,即它不受业务量增减变动的影响。

与固定成本一样,变动成本与业务量之间的线性依存关系也是有条件的,即有一定的适用期间。也就是说,超出相关范围时,变动成本发生额可能呈非线性变动,见图 3-3A、B。

(3)混合成本:混合成本(mixed cost)是介于固定成本和变动成本之间,其总额既随业务量变动又不呈正比例的那部分成本,即同时兼有变动成本和固定成本两种不同性质的成本项目。在实际工作中,医院发生的全部成本并不都能简单地划分为固定成本和变动成本。有些成本项目对业务量的依存关系比较复杂,往往会兼有变动成本和固定成本两种不同性质,如发生的公用事业费支出、

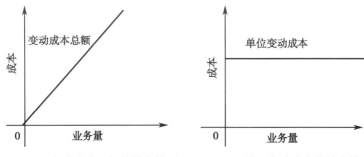

图 3-3A　变动成本总额的性态模型　　图 3-3B　单位变动成本的性态模型

设备的维护保养费等。混合成本的总公式是 $y = a + bx$（图 3-4）（其中：y 为混合成本，a 为混合成本中的固定成本部分，b 为混合成本中的单位变动成本，x 为业务量）。混合成本的主要特点是发生额并非完全固定不变，虽然受业务量变动的影响会发生变动，但其变动幅度并不与业务量的变动幅度保持严格的比例关系。在管理会计中，通常采用一定的方法将混合成本分解为固定成本和变动成本，这是进行成本管理和控制的前提。另外，根据混合成本同时兼有变动成本和固定成本两种性质的不同具体情况，可进一步将其细分为半变动成本、半固定成本、曲线变动成本和延期变动成本四类。常用的混合成本分解方法有账户分析法、合同确认法、技术测定法和数学分解法（包括高低点法、散布图法和线性回归法）。

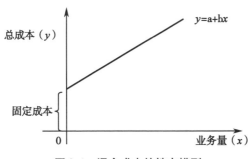

图 3-4　混合成本的性态模型

2. 机会成本　机会成本（opportunity cost）是指没有将有限资源用于次优方案而丧失的收益，也就是说不选其他方案而选最优方案的代价就是所放弃方案的获利可能。机会成本是由资源的稀缺性产生的。

需要注意的是，由于机会成本是放弃次优方案的潜在收益，而非实际支出，因而不能以此作为做账的依据，但是由于单位资源的有限性，必须充分利用所有资源的效益。在进行经营决策时机会成本可以作为一个重要的因素加以考虑。

3. 边际成本　边际成本(marginal cost)在经济学和金融学中,指的是每一单位新增服务产出带来的总成本的增量。这个概念表明每一单位产出的成本与总产品数量有关。

4. 沉没成本　沉没成本(sunk cost)是指过去已经发生的、不能由现在或未来的决策改变的成本。它是一种历史成本。

5. 增量成本与差量成本　增量成本(incremental cost)是指某一作业所引起的总成本的增加。

差量成本(differential cost)也称为差别成本、差等成本,是指两个方案的预计成本差异。在进行成本决策时,由于各个方案预计发生的成本不同,就产生了成本的差异。差量成本是进行成本决策的重要依据。

第三节　成本核算与成本测算

一、成本核算和成本测算的概念

1. 成本核算(cost accounting)　主要以成本会计为基础,是连续性的。成本核算是在服务提供过程中发生的各种耗费,按照一定的对象进行分配和归集,通过账务处理,计算出总成本和每单位成本。成本核算的准确与否,直接影响核算单位的成本预测、计划、分析、考核和改进等工作,同时也对核算单位的成本决策和经营决策的正确与否产生重大影响。成本核算过程,是对医疗卫生服务提供过程中各种耗费如实反映的过程,也是为更好地实施成本管理进行成本信息反馈的过程,因此,成本核算对核算单位成本计划的实施、成本水平的控制和目标成本的实现起着至关重要的作用。

2. 成本测算(cost estimation)　是根据特定目标对按照某种划分标准归类的成本或费用进行推测计算。

二、成本核算和成本测算的区别

成本核算与成本测算是两个不同的概念,成本核算强调了账务处理,要求制度化、规范化;成本测算具有推测性、预测性。

成本核算和成本测算的区别:①期间性。核算是连续性的,其与会计核算期间一致,不可间断;测算是阶段性的,可以年为单位,也可以某一会计期间为单位,可间断。②体系性。成本核算有完整的核算体系和规定;成本测算根据不同的目的采用相应的测算方法,只是完整体系的一部分。③目的性。成本核算的结果主要用于全面管理,不仅为政府决策还为医院内部管理服务;成本测算的结果现多应用于政府决策。④应用范围。成本核算的范围更广泛,按需对医疗卫生机构开展的所有服务项目进行全面核算;成本测算具有针对性,比如仅对某些重点服务项目进行测算。

第二篇

医院成本管理

第四章

医院成本核算概论

第一节　医院成本核算概念及特点

一、医院成本核算概念

医院成本是指医院特定的成本核算对象所发生的资源耗费,包括人力资源耗费,房屋及建筑物、设备、材料、产品等有形资产耗费,知识产权等无形资产耗费,以及其他耗费。

医院成本核算是指医院对其业务活动中实际发生的各种耗费,按照确定的成本核算对象和成本项目进行归集、分配,计算确定各成本核算对象的总成本、每单位成本等,并向有关使用者提供成本信息的活动。

医院成本核算工作主要遵照《政府会计准则制度》、《关于医院执行〈政府会计制度——行政事业单位会计科目和报表〉的补充规定》、《事业单位成本核算基本指引》(财会〔2019〕25号)、《事业单位成本核算具体指引——公立医院》(财会〔2021〕26号)、《公立医院成本核算规范》(国卫财务发〔2021〕4号)、《医院财务制度》等制度要求开展。

二、医院成本核算的特点

（一）核算对象多,成本分摊复杂

为满足医院不同角度、不同层次的管理需要,医院成本核算对象按照管理需要包括科室、诊次、床日、医疗服务项目、病种等,核算对象较多。同时,由于医院内部科室之间服务与被服务的关系错综复杂,同一患者的诊疗流程需要多科室之间的协同配合,成本分摊需要厘清服务关系与服务流程,因此,医院成本核算存在核算方法多样、间接成本分摊关系复杂的特点。医院应结合自身实际工作,采取不同的核算方法。

（二）核算范围广，统计口径多元

公立医院的收入渠道包括财政拨款、医疗收入、科研和教学收入及其他收入等，同时承担着提供医疗服务、教学科研任务、政府指令性任务等各项工作任务，不同业务活动的收支配比关系复杂，因此也产生了反映各项业务活动收支情况的医院成本核算口径。

（三）核算结果相对合理准确

医院的医疗业务活动内容复杂，疾病诊疗过程充满特异性和不可预见性，因此每个以医疗服务流程为基础的作业成本核算结果仅为相对准确。同时，由于患者的个体差异和治疗方法差异，导致很难核算出医疗服务标准成本，因此成本核算无法精确反映医疗业务活动的全部情况，核算结果只能是相对合理，与实际情况必然存在一定的偏差。

第二节　医院成本项目的设置

成本项目是指将归集到成本核算对象的成本按照一定标准划分的反映成本构成的具体项目。医院成本项目包括人员经费、卫生材料费、药品费、固定资产折旧费、无形资产摊销费、提取医疗风险基金、其他运行费用7大类（表4-1）。医院可以根据需要在成本项目下设置进一步的明细项目或进行辅助核算。

1. 人员经费　指医院用于各类人员的劳动报酬，包括基本工资、绩效工资、社会保障缴费、住房公积金等。

2. 卫生材料费　指医院开展诊疗过程中所使用的各种卫生材料耗费，既包括可单独收费的，也包括不可单独收费的卫生材料。

3. 药品费　指医院开展诊疗过程中所使用的各种药品耗费，既包括可单独收费的，也包括不可单独收费的药品。

4. 固定资产折旧费　使用年限超过1年（不含1年）、单位价值在规定标准以上，并在使用过程中基本保持原有物质形态的资产。一般包括房屋及构筑物、专用设备、通用设备等，一般采用平均年限法或工作量法计提折旧。

5. 无形资产摊销费　医院控制的没有实物形态可辨认非货币性资产，如专利权、商标权、著作权、土地使用权、非专利技术以及购入的不构成相关硬件不可缺少组成部分的软件等。医院应当对使用年限有限的无形资产进行摊销。

6. 提取医疗风险基金　医疗风险基金是指从医疗收入中计提的、专门用于支付医院购买医疗风险保险发生的支出或实际发生的医疗事故赔偿的资金。医院累计提取的医疗风险基金比例不应超过当年医疗收入的1‰～3‰。

7. 其他运行费用 包括水费、电费、邮电费、取暖费、物业管理费、办公费、差旅费、培训费等医院基本运行所发生的费用。

医院成本项目的设置，应当与《政府会计准则制度》中"业务活动费用""单位管理费用"等科目的明细科目（或经济分类科目）、经费性质保持衔接，确保与财务报表数据的同源性和一致性。

表 4-1　成本项目与会计科目对照表

一级成本项目	二级成本项目	一级会计科目	会计明细科目（或经济分类科目）
人员经费	工资福利支出	业务活动费用 / 单位管理费用	人员经费 　工资福利支出 　　基本工资 　　绩效工资 　　社会保险缴费 　　住房公积金 　　……
	对个人和家庭的补助		人员经费 　对个人和家庭的补助 　　离休费 　　退休费 　　……
卫生材料费	卫生材料费	业务活动费用 / 单位管理费用	商品和服务费用 　专用材料费 　　卫生材料费
药品费	西药费	业务活动费用 / 单位管理费用	商品和服务费用 　专用材料费 　　药品费 　　　西药费
	中成药费		商品和服务费用 　专用材料费 　　药品费 　　　中成药费
	中药饮片费		商品和服务费用 　专用材料费 　　药品费 　　　中药饮片费
固定资产折旧费		业务活动费用 / 单位管理费用	固定资产折旧费

续表

一级成本项目	二级成本项目	一级会计科目	会计明细科目(或经济分类科目)
无形资产摊销费	无形资产摊销费	业务活动费用/单位管理费用	无形资产摊销费
提取医疗风险基金	提取医疗风险基金	业务活动费用/单位管理费用	提取医疗风险基金
其他运行费用	水费	业务活动费用/单位管理费用	商品和服务费用 水费
	电费	业务活动费用/单位管理费用	商品和服务费用 电费
	取暖费	业务活动费用/单位管理费用	商品和服务费用 取暖费
	物业管理费	业务活动费用/单位管理费用	商品和服务费用 物业管理费
	维修(护)费	业务活动费用/单位管理费用	商品和服务费用 维修(护)费
	其他费用	业务活动费用/单位管理费用	商品和服务费用 办公费 差旅费 租赁费 培训费 其他商品和服务费用 ……
	非同级财政拨款项目经费形成的各项费用	业务活动费用/单位管理费用/其他费用	非同级财政拨款项目支出
	经营费用、资产处置费用、上缴上级费用、对附属单位补助费用、所得税费用、其他费用等	经营费用	
		资产处置费用	
		上缴上级费用	
		对附属单位补助费用	
		所得税费用	
		其他费用	利息费用 ……

第三节　医院成本核算的范围

成本核算的范围应与公立医院职能目标相对应,按照成本核算的不同目的,医院的成本可分为医疗业务成本、医疗成本、医疗全成本和医院全成本(图4-1)。

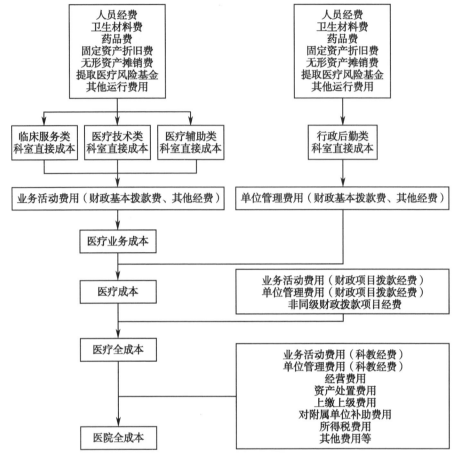

图 4-1　成本核算范围口径

1. 医疗业务成本　是指医院业务科室开展医疗服务业务活动发生的各种耗费,不包括医院行政后勤类科室的耗费及财政项目拨款经费、非同级财政拨款项目经费和科教经费形成的各项费用。

医疗业务成本＝临床服务类科室直接成本＋医疗技术类科室直接成本＋医疗辅助类科室直接成本

2. 医疗成本　是指为开展医疗服务业务活动,医院各业务科室、行政后勤类科室发生的各种耗费,不包括财政项目拨款经费、非同级财政拨款项目经费和科教经费形成的各项费用。

医疗成本＝医疗业务成本＋行政后勤类科室成本

3. 医疗全成本　是指为开展医疗服务业务活动,医院各部门发生的各种耗费,以及财政项目拨款经费、非同级财政拨款项目经费形成的各项费用。

医疗全成本＝医疗成本＋财政项目拨款经费形成的各项费用＋非同级财政拨款项目经费形成的各项费用

4. 医院全成本　医院发生的全部费用,指医疗全成本的各种耗费,以及科教经费形成的各项费用、经营费用、资产处置费用、上缴上级费用、对附属单位补助费用、所得税费用、其他费用等各项费用。

医院全成本＝医疗全成本＋科教经费形成的各项费用＋经营费用＋资产处置费用＋上缴上级费用＋对附属单位补助费用＋所得税费用＋其他费用等。

第四节　医院成本核算的对象及目的

一、成本核算对象及关系

（一）成本核算对象

医疗活动成本按照不同的标准,可以进一步划分为以下成本核算对象:科室成本、诊次成本、床日成本、医疗服务项目成本、病种成本等。

1. 科室成本　是指将医院医疗服务业务活动中所发生的各种耗费以科室为核算对象,按照一定的流程和方法归集、分配和核算各项费用计算的成本。

2. 诊次成本　是指以诊次为核算对象,将科室成本进一步分摊到门急诊人次中,计算出的诊次成本。

3. 床日成本　是指以住院床日为核算对象,将为住院患者提供服务发生的所有成本进行汇总计算,进一步分摊到住院床日中,计算出的每床日成本。

4. 医疗服务项目成本　是指以医疗服务项目为核算对象,按照一定的流程和方法归集、分配和核算各项费用计算的成本。

5. 病种成本　是指以单病种、DRG/DIP 等为核算对象,按照一定的流程和方法归集、分配和核算各项费用计算的成本。

（二）成本核算对象关系

医院成本核算对象按照一定的标准有所不同,但各对象之间存在一定的关系:医院成本是成本核算的总量,按照管理要求可分为科室、诊次、床日、医疗服务项目及病种成本(图4-2)。其中,科室成本是其他核算对象的基础,临床科室全成本核算后通过分摊诊次或床日的服务量可以直接计算出诊次或床日成本;此外,对于科室成本核算基础较好的医院,科室成本也成为医疗服务项目成本和病种成本核算的基础。采用医疗服务项目叠加的方法核算病种成本时,医疗服务项目成本是其核算基础。

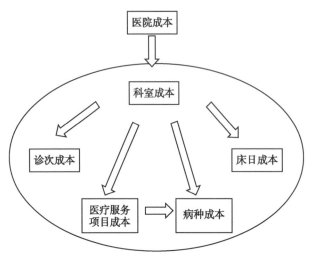

图 4-2　医院成本核算对象关系图

二、成本核算的目的

不同成本核算对象、不同的核算范围都有不同的应用目的,都是为了满足一定的内外部管理需要所设计的(表 4-2)。

表 4-2　医院成本核算对象、范围与目的对应表

核算对象	核算范围	核算目的
医院	医院全成本	了解并分析医院整体收支运营情况,包含医教研防等业务的运行情况
科室、诊次、床日	医疗业务成本	了解并分析临床、医技、医辅科室开展业务所直接消耗的成本,也是科室直接可控的成本,可用于科室绩效评价及科室责任成本管控
	医疗成本	了解并分析行政后勤部门为全院服务所消耗的成本情况,以及以临床科室为业务中心全院各科室协同配合的成本消耗情况;医院为各临床学科开展业务活动自身投入的成本
	医疗全成本	了解并分析医院各科室开展业务所发生的包含财政项目拨款成本在内的全部成本消耗;为医院各临床学科开展业务活动及财政项目共同投入的成本
医疗服务项目病种	医疗成本	了解并分析在剔除财政项目经费补偿后医院开展医疗服务项目、病种及病组的成本消耗情况,为政府定价机构、有关单位制定相关价格或收费标准提供依据和参考
	医疗全成本	了解并分析医院开展医疗服务项目、病种的实际成本消耗,评价业务盈亏情况

第五章

科室成本核算

第一节　科室成本核算概述

一、科室成本核算相关概念

科室成本核算是指将医院业务活动中所发生的各种耗费以科室为核算对象进行归集和分配,计算出科室成本的过程。

科室单元是指根据医院管理和学科建设的需要而设置的成本核算单元,如消化病房、呼吸门诊、手术室、检验科、供应室、医务处等,主要用于科室成本核算、医疗服务项目成本核算、诊次成本核算、床日成本核算等。本书科室成本核算中的"科室",即指科室单元。

二、科室成本核算的目的

(一)明晰科室盈亏状况,调整资源配置

科室成本核算可用于计算科室收支经济指标,使医院对各科室的盈亏情况做到心中有数,为调整资源的配置提供决策依据。

(二)分析科室成本情况,提高成本产出效率

根据科室成本核算结果,可采取趋势分析、结构分析、本量利分析等方法剖析科室成本变动情况及原因,重点分析科室直接成本和可控成本,在保证医疗服务质量的前提下采取相应管控措施,提高成本产出效率。

(三)完善绩效分配制度,建立全员成本节约意识

科室成本核算结合绩效考核,可以完善绩效分配制度,是实施员工激励管理的基础,同时可促使科室主动关注成本变动的原因,积极寻找成本控制方法,形成科室成本管理意识和全员成本节约意识。

(四)计算诊次和床日成本

三级分摊后的临床科室门急诊总成本和住院总成本可分别用于计算诊次和

床日成本。

（五）为计算医疗服务项目成本等提供数据基础

临床服务类和医疗技术类科室二级分摊后的科室成本减去药品成本、单独收费的卫生材料成本，即可形成医疗服务项目成本，科室成本是核算医疗服务项目成本的基础。

第二节　科室成本核算实施

一、科室成本核算单元划分

（一）划分依据

为了解各项医疗服务活动或内部管理的成本，医院应依据医疗活动的类别或内部组织结构，合理确定责任中心，使成本、收入有所归属。一般将科室核算单元分为成本中心和收益中心。

1. 成本中心　是指医院内部不产生收入而只对成本费用负责的部门，是用以累积所发生成本的最小单元，如医院的行政部门、后勤保障部门和供应室等医疗辅助部门，通常一个部门就是一个成本中心，也可依据职能或特性进一步划分为若干个成本中心。

2. 收益中心　是指提供医疗服务并有直接的明确的收入来源的部门，收益中心也产生直接的成本费用，如果收益中心接受没有直接收入的成本中心的服务，还应按一定的分配原则分摊相应的成本费用。

无论是成本中心还是收益中心都会产生相应的成本费用，都是成本核算的主要对象，收益中心和成本中心要依据医院的组织结构、学科设置和管理要求等原则进行划分，目的是方便成本的归集和责任的归属，并便于相关成本向直接医疗科室分摊。

（二）科室分类

随着医院业务量的不断增加，涉及范围的不断扩大，医院的科室分类越来越多，特别是在大型的公立医院，内部分科越来越细，医院科室根据核算单元进行相应的划分。

1. 整体来看，医院的科室划分为临床服务类、医疗技术类、医疗辅助类和行政后勤类等类别。

（1）临床服务类科室：是指直接为患者提供医疗服务，并能体现最终医疗结果、完整反映医疗成本的科室，如内分泌科门诊和内分泌科病房等科室。

（2）医疗技术类科室：是指为临床服务类科室及患者提供医疗技术服务的科室，如检验科、放射科、药剂科等科室。

（3）医疗辅助类科室：是指服务于临床服务类和医疗技术类科室，为其提供服务、动力、加工、消毒等辅助服务的科室，如挂号收费处、供应室等科室。

（4）行政后勤类科室：是指除临床服务类、医疗技术类和医疗辅助类科室之外，从事行政管理和后勤保障工作的科室，如党委办公室、院长办公室、财务处、总务处等科室。

科室分类主要按照科室服务的性质划分，各医院可能由于科室设置等原因存在核算单元划分不一致的情况。例如：有些医院的手术麻醉科除了作为医技科室为临床科室提供手术相关服务外，还设有麻醉科门诊和麻醉科住院，可根据医院自身的特点和主要工作量比重情况等，将麻醉科设为临床科室或医技科室。

2. 在实际工作中，要根据医院的具体情况进行科室的分类，需要注意的有以下两点。

（1）临床服务类科室的分类一定要按照要求将科室的门诊和住院分开核算，这既是计算诊次成本和床日成本的基础，又为开展项目成本及病种成本核算提供基础条件。

（2）科室分类时一定要保证该科室是独立的核算单元，其相关的成本均可以独立地计入该科室的成本中，成本数据相对独立、完整。同时，该科室相关的数据也可以获取得到，例如：汽车班的服务量数据可以通过相关的当量换算得到相应的数据，可以将其列为独立核算的科室。

在实际科室成本核算工作中，要对全院科室按照以上分类原则进行分类，并且将科室按照一定的编码规则进行编码，从而有利于采集数据时按照统一编码采集，同时，核算过程也要有统一的识别码。

参考《公立医院成本核算规范》某医院科室分类和编码情况举例，见表5-1。

表5-1　某医院科室名称及编码表

编码	科室名称	编码	科室名称
一、临床服务类科室			
10100101	预防保健科门诊	10100102	预防保健科住院
10200101	全科医疗科门诊	10200102	全科医疗科住院
10300101	呼吸内科门诊	10300102	呼吸内科住院
10300201	消化内科门诊	10300202	消化内科住院
……	……	……	……

续表

编码	科室名称	编码	科室名称
二、医疗技术类科室			
201	病理科	205	功能检查科
202	医学检验科	206	内镜中心
203	输血科	207	碎石中心
204	医学影像科	208	血透室
……	……	……	……
三、医疗辅助类科室			
301	供应室	303	病案室
302	挂号室	304	门诊收费处
……	……	……	……
四、行政后勤类科室			
401	院长办公室	403	宣传处
402	党委办公室	404	纪检办公室
……	……	……	……

3. 编码规则

（1）一级科室编码：用一位数字编码表示第一层级的单元分类。"1"表示临床服务类科室；"2"表示医疗技术类科室；"3"表示医疗辅助类科室；"4"表示行政后勤类科室。

（2）二级科室编码：在一级科室编码的基础上，用三位数字表示第二层级的科室单元分类，例如临床服务类科室编码为"1"，其二级科室编码为"101 预防保健科""102 全科医疗科"；医疗技术类科室编码为"2"，其二级科室编码为"201 病理科"。

（3）三级科室编码：在二级科室编码基础上，用六位数字表示第三层级的科室单元分类，例如二级科室编码为"103 内科"，其三级科室编码为"103001 呼吸内科""103002 消化内科"。

（4）四级科室编码：在三级科室编码基础上，用八位数字表示第四层级的科室单元分类，例如三级科室编码为"103001 呼吸内科"，其四级科室编码为"10300101 呼吸内科门诊""10300102 呼吸内科住院"。

二、核算科室直接成本

《公立医院成本核算规范》规定，科室成本按照计入成本核算对象的方式分为直接成本和间接成本；科室直接成本又分为直接计入成本和计算计入成本。

直接计入成本是指在会计核算中能够直接计入科室单元的费用。包括人员经费、卫生材料费、药品费、固定资产折旧费、无形资产摊销费、其他运行费用中可以直接计入的费用。计算计入成本是指各核算科室消耗，但是由于受计量条件所限无法直接计入科室单元的费用。医院应当根据重要性和可操作性等原则，将需要计算计入的科室直接成本按照确定的标准进行分配，计算计入相关科室单元。

间接成本是指不能直接计入或计算计入成本核算对象的费用，应当由医院根据医疗服务业务的特点，选择合理的分配标准或方法分配计入各个成本核算对象。对于临床服务类科室，分摊的医疗技术类、医疗辅助类和行政后勤类科室成本，即为其间接成本；对于医技科室，分摊的医疗辅助类和行政后勤类科室成本，即为其间接成本。

（一）直接计入成本的归集

对于各核算科室的直接成本，能直接计量确认的成本，按照当期实际发生额全额直接计入。可直接归集的主要包括以下几项（图5-1）。

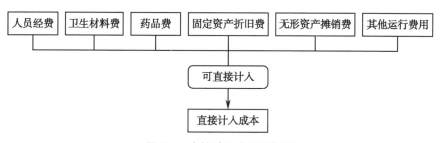

图5-1 直接计入成本的归集

1. 人员经费 人员经费中基本工资、津贴补贴、绩效工资、社会保障缴费、住房公积金及对个人和家庭补助等，可以按照人员直接计入科室。

2. 卫生材料费 卫生材料费应当以实际消耗记录直接归集到科室；对于未设二级库、无法获得实际消耗记录的，可以根据一级库领用记录直接归集到科室。

3. 药品费 一般根据处方和医嘱记录直接归集到科室。

4. 固定资产折旧费 科室单独使用的专用设备、通用设备、家具、房屋等折旧费用可直接计入科室。

5. 无形资产摊销费 科室单独使用的无形资产，其摊销费可直接计入科室。

6. 其他运行费用 其他能够直接计入科室的运行费用，包括维修费、电话费、差旅费、会议费、培训费等,对于科室有用水、用电记录的,水费、电费也可直接计入相关科室成本。

(二)计算计入成本的归集

对于各科室消耗但又不能直接计入的成本费用,医院应当根据一定的原则,将需要计算计入的科室直接成本按照确定的标准进行分配,计算计入相关科室。对于耗费较多的科室,医院可先行计算其成本,其余的耗费再采用人员、面积比例等作为分配参数,计算计入其他科室。

成本分配原则:①因果原则,即使用医院资源而导致成本费用发生,以使用医院资源的数量作为分配基础进行成本费用的分摊;②受益原则,即"谁受益,谁承担",按受益的比例承担相应的成本费用;③公平原则,即成本费用的分配要公平对待所涉及的各核算科室。

通常需要计算计入的成本包括:房屋类固定资产折旧费、公用无形资产摊销费、计提医疗风险基金和其他运行费(包括水费、电费、供暖费、物业管理费、公用设备维修费等)(图5-2)。

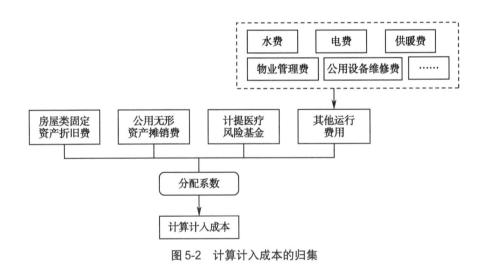

图5-2 计算计入成本的归集

(1)房屋类固定资产折旧费:按照各科室的面积比例计算计入科室成本。

(2)公用无形资产摊销费:按照各科室的服务量或收入系数计算计入科室成本。

(3)计提医疗风险基金:按照各科室的医疗收入比例计算计入科室成本。

(4)水、电、供暖等能源性消耗:按照科室面积、人员数量等比例计算计入。具备单独计量条件的直接计入科室成本。

（5）物业管理费：多个科室共同产生或提供综合服务的物业管理费按照科室面积、人员数量等比例计算计入科室成本。

（6）公用设备维修费：按服务量等一次性或分期计算计入受益的科室。

计算计入成本过程中，分配系数的选择是关键，常用的分配系数有：人员系数、服务量、面积等。不同分配系数的方法如下所示。

1. 按人员系数分配

（1）办公费：按照人员系数进行分配（若医院可以直接计入科室的，该项目可以在直接计入费用中体现，无须分配计入科室）。

$$某科室办公费 = \frac{本科室人员数}{全院职工人员数} \times 医院办公费总额$$

例 5-1 A 医院心血管内科门诊 8 人，全院职工 670 人，医院其他费用－办公费 425 631 元，则心血管内科门诊分配的办公费成本为：

$$心血管内科门诊办公费 = \frac{8}{670} \times 425\,631 = 5\,082.16（元）$$

（2）邮电费：按照人员系数进行分配（若医院可以直接计入科室的，该项目可以在直接计入费用中体现，不分配计入科室）。

$$某科室邮电费 = \frac{本科室人员数}{全院职工人员数} \times 医院邮电费总额$$

例 5-2 A 医院心血管内科 8 人，全院职工 670 人，医院其他费用－邮电费 32 456 元，则心血管内科门诊分配的邮电费成本为：

$$心血管内科门诊邮电费 = \frac{8}{670} \times 32\,456 = 387.53（元）$$

（3）水费：如果科室单独安装水表，则按照实际发生数额计入科室成本，如果科室没有用水记录，则按照人员系数进行分配。

无用水记录的科室水费之和 = 医院水费总计 － 有用水记录的科室水费之和

$$某科室水费 = \frac{该科室人员数}{所有无用水记录的科室人员数之和} \times 无用水记录的科室水费之和$$

例 5-3 A 医院心血管内科门诊 8 人，全院职工 670 人，医院其他费用－水费 1 387 115.40 元，其中，手术室有单独水表，手术室水费为 59 115.20 元，手术室人员 20 人，则心血管内科门诊分配的水费成本为：

$$心血管内科门诊水费 = \frac{8}{670 - 20} \times (1\,387\,115.40 - 59\,115.20)$$

$$= 16\,344.62（元）$$

2. 按服务量分配

（1）交通费：按照汽车行驶公里数进行分配（该项目分配给使用汽车服务的科室）。

$$某科室交通费 = \frac{该科室使用汽车班的车辆行驶公里数}{汽车班汽车行驶总公里数} \times 医院汽车班交通费总额$$

例5-4 A医院统计全院所有科室使用汽车班汽车公里数，见表5-2。

表5-2 各科室用车情况表

单位：公里

接受服务的科室	每月用车公里数
心血管内科门诊	36
心血管内科住院	16
......	......
工会	56
科研教育处	12
合计	1 500

注：此处服务量为汽车行驶公里数。

心血管内科门诊使用车辆的公里数为36公里，全院使用车辆的公里数为1 500公里，医院全院交通费12 000元，则心血管内科门诊分配的使用车辆的成本为：

$$心血管内科门诊交通费 = \frac{36}{1\ 500} \times 12\ 000 = 288（元）$$

（2）无形资产摊销费：非科室单独使用的无形资产，需计算计入科室，可以选取服务量或收入等系数进行分摊。如"电子病历系统"产生的无形资产摊销，可按照电子病历数分摊计入临床科室。

例5-5 A医院电子病历系统每月无形资产摊销费5 000元，20XX年1月该院电子病历数量为3 000份，其中心血管内科病房病历数为240份，则心血管内科病房应分摊电子病历系统产生的无形资产摊销费为：

$$心血管内科病房的无形资产摊销 = 5\ 000 \times \frac{240}{3\ 000} = 400（元）$$

3. 按面积分配

（1）电费：如果科室单独安装电表，则按照实际发生数额计入科室成本，如果没有用电记录，则按照科室面积进行分配。

无用电记录的科室电费之和＝医院电费总计－有用电记录的科室电费之和

$$某科室电费 = \frac{该科室面积}{无用电记录的科室面积之和} \times 无用电记录的科室电费之和$$

例 5-6 A 医院心血管内科门诊面积 1 042 平方米,全院面积总计 45 623 平方米,医院其他费用 — 电费 2 692 876.17 元,其中,放射科有单独电表,其电费为 149 021.55 元,放射科面积为 9 584 平方米,则心血管内科门诊分配的电费成本为:

$$心血管内科门诊电费 = \frac{1\,042}{45\,623 - 9\,584} \times (2\,692\,876.17 - 149\,021.55) = 73\,550.78(元)$$

(2)取暖费:按照科室面积进行分配。

$$某科室取暖费 = \frac{该科室面积}{所有用暖气科室面积之和} \times 医院取暖费总额$$

例 5-7 A 医院心血管内科门诊面积 1 042 平方米,全院面积总计 45 623 平方米,医院其他费用 — 取暖费 1 610 177 元,则心血管内科门诊分配的取暖费成本为:

$$心血管内科门诊取暖费 = \frac{1\,042}{45\,623} \times 1\,610\,177 = 36\,775.41(元)$$

(3)物业管理费:按照科室面积进行分配。

$$某科室物业管理费 = \frac{该科室面积}{医院总面积} \times 医院物业管理费总额$$

例 5-8 A 医院心血管内科门诊面积 1 042 平方米,全院面积总计 45 623 平方米,医院其他费用 — 物业管理费 1 524 613 元,则心血管内科门诊分配的物业管理费成本为:

$$心血管内科门诊物业管理费 = \frac{1\,042}{45\,623} \times 1\,524\,613 = 34\,821.18(元)$$

(4)其他费用中的其他各项支出可以根据其不同类别采用相应的分配系数进行分配计入科室成本中。

$$某科室其他费用 = 其他费用中的支出项目 \times 相应的分配系数$$

(5)固定资产折旧费用:无法直接计入各科室的房屋建筑物折旧,可按照科室面积计算计入,如各楼中的会议室、报告厅、地下车库等公共区域产生的房屋建筑物折旧,可按照科室人数、门诊量等参数分摊计入各科室。无法直接计入科室的设备折旧,如放置在每楼层的开水器折旧,可按照楼层中各科室的门诊量或床位数分摊。

例 5-9 A 医院的主体大楼总建筑面积为 40 000 平方米,其中 9 层的建筑面积为 3 126 平方米,该层共有 3 个科室,3 个科室实际测量的套内使用面积合计 2 700 平方米(表 5-3)。

表 5-3 A 医院 1 号楼 9 层科室面积分布

单位: 平方米

科室	套内使用面积
心血管内科门诊	900
消化内科门诊	1 000
五官科门诊	800
公摊面积	426
合计	3 126

$$心血管内科的建筑面积 = 900 + \frac{900}{2\,700} \times 426 = 1\,042(平方米)$$

同理,消化内科和五官科的建筑面积分别为 1 157.78 平方米、926.22 平方米。该大楼每平方米的折旧为 131.03 元 / 年,则心血管内科门诊的房屋折旧费为:

$$心血管内科门诊房屋年折旧费 = 131.03 \times 1\,042 = 136\,533.26(元)$$

4. 按收入分配

提取医疗风险基金:医院确定当年应计提的医疗风险基金后,按照各科室的医疗收入比例计算计入科室成本。

例 5-10 20XX 年 1 月 31 日,A 医院按规定提取医疗风险基金。当期医疗收入为 37 235 390 元,提取比例为医疗收入的 2.05‰,全院共计提取医疗风险基金 76 332.55 元,心血管内科门诊当月医疗收入为 3 291 873 元,则心血管内科门诊应该计提医疗风险基金为:

$$心血管内科门诊计提的医疗风险基金 = 76\,332.55 \times \frac{3\,291\,873}{37\,235\,390}$$

$$= 6\,748.34(元)$$

(三)科室直接成本

计算计入后的各科室成本与直接计入科室的成本合计,即构成科室直接成本。

科室直接成本 = 直接计入成本 + 计算计入成本

三、科室间接成本分摊理论方法

医院各科室按其功能可分为两大类:一类是直接为患者提供服务的部门,如内科、外科、化验室、手术室等临床服务类科室和医疗技术类科室;另一类是为临床服务类科室和医疗技术类科室提供服务的科室,如供应室、院长办公室等医疗辅助和行政后勤科室,这一类科室虽然没有直接服务患者,但其服务价值通过临床、医技科室的服务得以体现,而最终通过临床服务科室和医疗技术科室的医疗服务项目收入等来进行补充。科室成本核算最终要核算临床服务类科室全成本,因此从成本核算的角度,本书将临床服务类科室定义为直接成本科室,将行政后勤、医疗辅助和医疗技术类科室定义为间接成本科室。

间接成本的分摊时常用方法主要有:①直接分摊法(direct method);②阶梯分摊法(step-down method);③双重分摊法(double-distribution method);④联立方程法(equation-solving approach)。公立医院科室间接成本分摊主要采用阶梯分摊法。

(一)直接分摊法

直接分摊法是按照选定的间接成本分摊标准和各直接成本科室占其的比例,将间接成本直接分摊给各直接成本科室(图5-3)。

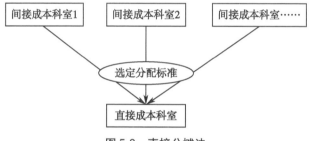

图 5-3 直接分摊法

该方法是 4 种方法中最简单的一种,它对间接成本科室之间相互提供的服务不予考虑,只考虑间接成本科室向直接成本科室提供的服务,因此在间接成本科室之间不分摊成本,间接科室成本全部直接分摊给各直接成本科室。该法适用于间接成本科室之间相互提供服务量不大的情况,其缺点是完全忽略了间接成本科室之间的相互作用。

例 5-11 A 医院按照直接分摊法将科室间接成本直接分摊至临床科室(表 5-4)。

临床科室分摊后全成本 = 临床科室成本 + 间接成本科室分摊成本

以心血管内科为例:

心血管内科科室直接成本 = 1 000(元)

心脏彩超室分摊成本 = 450(元)

消毒室分摊成本 = 300(元)

院长办公室分摊成本 = 200(元)

心血管内科全成本 = 1 000 + 450 + 300 + 200 = 1 950(元)

表5-4　A医院科室间接成本分摊示例表（直接分摊法）

单位：元

| 支出项目 | 合计 | 临床科室 | | 医技科室 | 医辅科室 | 行政后勤科室 |
		心血管内科	心血管外科	心脏彩超室	消毒室	院长办公室
科室直接成本	5 300	1 000	2 000	900	800	600
心脏彩超室	900	450	450	—	—	—
消毒室	800	300	500	—	—	—
院长办公室	600	200	400	—	—	—
全成本合计	5 300	1 950	3 350	—	—	—

注：表中"—"表示未参与分摊或计算。

（二）阶梯分摊法

阶梯分摊法是将科室间接成本按照分项逐级分步结转的方式进行三级阶梯分摊，最终将所有科室间接成本分摊到临床服务类科室的方法（图5-4）。

该法在分摊成本时，不仅考虑间接成本科室向直接成本科室提供的服务，也考虑间接成本科室之间的相互服务，需要在间接成本科室之间分摊成本。

该法适用于各间接成本科室之间相互提供服务量大小和受益程度有明显差别的情况。其存在的问题是：①最终分摊

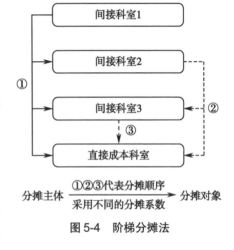

图5-4　阶梯分摊法

到直接成本科室的总成本数值受到间接成本科室排列顺序的影响，如果改变间接成本科室的排序，分摊结果会有差异，影响最终的成本分析，因此常要事先规定间接成本科室的排列顺序。②排列在前面的间接成本科室在成本向后分摊完毕之后便关闭了，不再接受其他间接成本科室的分摊成本，但事实上间接成本科室之间的服务是相互的，所以只是单向分摊成本是不合理的，不能全面反映间接成本科室之间的相互作用。

例5-12　A医院按照阶梯分摊法将辅助科室成本分摊至所有受益科室，受益的辅助科室将其直接成本与分摊其他辅助科室的成本之和再进行分摊（表5-5）。最终临床科室分摊后全成本＝临床科室直接成本＋分摊医技科室成本＋分摊医辅科室成本＋分摊行政后勤科室成本。

表 5-5　A 医院科室成本分摊示例表（阶梯分摊法）

单位：元

| 项目 | 合计 | 临床科室 | | 医技科室 | 医辅科室 | 行政后勤科室 |
		心血管内科	心血管外科	心脏彩超室	消毒室	院长办公室
科室直接成本	5 300	1 000	2 000	900	800	600
院长办公室	600	150	250	120	80	—
小计	—	—	—	**1 020**	**880**	—
消毒室	880	250	450	180	—	—
小计	—	—	—	**1 200**		—
心脏彩超室	1 200	600	600	—	—	—
全成本合计	**5 300**	**2 000**	**3 300**	—	—	—

注：表中"—"表示未参与分摊或计算。

以心血管内科为例进行三级阶梯分摊，结果如下。

（1）一级分摊：将院长办公室直接成本分摊到临床科室、心脏彩超室和消毒室。

$$心血管内科分摊成本 = 150（元）$$
$$心脏彩超室分摊成本 = 120（元）$$
$$消毒室分摊成本 = 80（元）$$

（2）二级分摊：将消毒室一级分摊成本分摊到临床科室、心脏彩超室。

$$消毒室一级分摊成本 = 本科室直接成本 + 院长办公室分摊成本$$
$$= 800 + 80 = 880（元）$$
$$心血管内科分摊成本 = 250（元）$$
$$心脏彩超室分摊成本 = 180（元）$$

（3）三级分摊：将心脏彩超室二级分摊成本分摊到临床科室。

$$心脏彩超室二级分摊成本 = 900 + 120 + 180 = 1 200（元）$$
$$心脏彩超室分摊至心血管内科成本 = 600（元）$$
$$心血管内科全成本 = 1 000 + 150 + 250 + 600 = 2 000（元）$$

（三）双重分摊法

双重分摊法，需要在间接成本科室之间分摊成本。间接成本科室的成本通常要进行两次分摊，第一次，把各间接成本科室的成本向所有受益科室分摊，包括间接成本科室和直接成本科室；第二次，各间接成本科室再把从其他间接成本科室分摊来的成本直接分摊给各直接成本科室。双重分摊法在相互提供服务的间接成本科室内部进行了成本分摊,因而提高了成本分摊的合理性,但增加了成本分摊的工作量(图 5-5)。

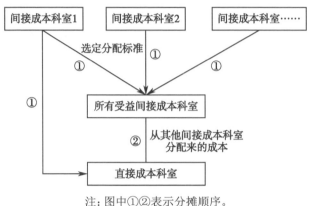

注:图中①②表示分摊顺序。

图 5-5 双重分摊法

例 5-13 A 医院按照双重分摊法将辅助科室成本分摊至所有受益科室,受益的辅助科室再将其所分摊的其他辅助科室成本进行分摊(表 5-6)。

临床科室分摊后全成本=临床科室直接成本+辅助科室分摊成本+辅助科室分摊其所分摊的其他辅助科室成本

表 5-6 A 医院双重分摊法科室成本表

单位:元

| 项目 | 合计 | 临床科室 | | 医技科室 | 医辅科室 | 行政后勤科室 |
		心血管内科	心血管外科	心脏彩超室	消毒室	院长办公室
科室直接成本	5 300	1 000	2 000	900	800	600
第 1 次分摊						
院长办公室	600	150	250	120	80	
消毒室	800	250	350	200		
心脏彩超室	900	450	450			
小计	**5 300**	**1 850**	**3 050**	**320**	**80**	
第 2 次分摊						
消毒室	80	30	50			
心脏彩超室	320	160	160			
全成本合计	**5 300**	**2 040**	**3 260**			

以心血管内科为例双重分摊法结果如下。

（1）第 1 次分摊

1）院长办公室成本分摊到临床科室、心脏彩超室和消毒室。

$$心血管内科分摊成本=150（元）$$

$$心脏彩超室分摊成本=120（元）$$

$$消毒室分摊成本=80（元）$$

2）消毒室成本分摊到临床科室、心脏彩超室。

$$心血管内科分摊成本=250（元）$$

$$心脏彩超室分摊成本=200（元）$$

3）心脏彩超室分摊到临床科室。

$$心血管内科分摊成本=450（元）$$

（2）第 2 次分摊

1）消毒室将其所分摊的院长办公室成本分摊到临床科室。

$$心血管内科分摊成本=30（元）$$

2）心脏彩超室将其分摊的院长办公室、消毒室成本分摊到临床科室。

$$心血管内科分摊成本=160（元）$$

$$心血管内科全成本=1\ 000+150+250+450+30+160=2\ 040（元）$$

（四）联立方程法

联立方程法是建立联立方程组，将各个成本科室之间所有的相互作用全部包括在内。通过解联立方程，同时关联所有的成本科室，其解值便是各个成本科室的最终成本。同时，各间接成本科室一次性地将其最终成本分摊到除本科室之外的其他所有成本科室。该法实质上也是一种双重分摊法，只不过是采用数学方法，计算结果更为准确；但由于求解过程复杂，计算量较大，必须借助计算机和编制相应的成本计算程序。

直接分摊法、阶梯分摊法、双重分摊法和联立方程法都是美国医院联合会（American Hospital Association，AHA）推荐使用的成本分摊方法，但大多数付费组织（如保险公司）并不接受直接分摊法计算的成本数据，而采用其他三种方法的数据。

四、临床科室全成本核算步骤

2010 年 12 月，财政部、卫生部联合发布新的《医院财务制度》中规定了医院采用四类科室、三级阶梯分摊的方法进行科室成本核算；2021 年，国家卫生健康委和国家中医药管理局组织制定的《公立医院成本核算规范》再次明确采用三级阶梯分摊法进行科室成本核算。《公立医院成本核算规范》第二十七条提出：科室间接成本应当本着相关性、成本效益关系及重要性等原则，采用阶梯分摊法，按照分项逐级分步结转的方式进行三级分摊，最终将所有科室间接成本分摊到临床服务类科室。

以下以阶梯分摊法为例，详解医院科室成本分摊的全过程，图5-6为医院科室全成本核算步骤图。

（一）一级分摊——分摊行政后勤类科室成本

1. 描述 将全院行政后勤类科室直接成本向医疗辅助类科室、医疗技术类科室、临床服务类科室进行分摊，并实行分项结转，分摊后，形成"一级分摊成本"。

$$一级分摊成本 = 科室直接成本 + 行政后勤类科室分摊成本$$

2. 分摊原则 谁受益谁承担。

3. 分摊系数 人员比例系数、内部服务量、工作量分摊等。

4. 具体说明

（1）人员比例系数法：根据服务对象的不同可采用不同的人员比例作为分摊参数，如护理部主要为护理人员提供管理服务，可只取护理人员比例作为分摊参数，而无特定服务对象的科室采用全部人员比例作为分摊参数。

（2）服务量系数法：后勤类科室成本可按照内部服务量分摊，如电话室成本可按照各科室电话部数分摊，氧气室成本可按照执行氧气收入分摊，锅炉房成本按照面积分摊。

5. 计算公式 A代表临床服务或医疗技术类科室，D代表行政后勤类科室。

$$A分摊的D科室成本 = D科室成本 \times \frac{A科室人数}{各科室人数之和（不含行政后勤类科室）}$$

或

$$A分摊的D科室成本 = D科室成本 \times \frac{D科室向A科室提供的服务量}{D科室向各接受成本分配科室提供的服务量之和}$$

例5-14 A医院心血管内科门诊科室8人，全院职工670人，其中院长办公室职工6人，心血管内科门诊科室分摊的院长办公室成本按照明细成本项目进行分摊（表5-7）。

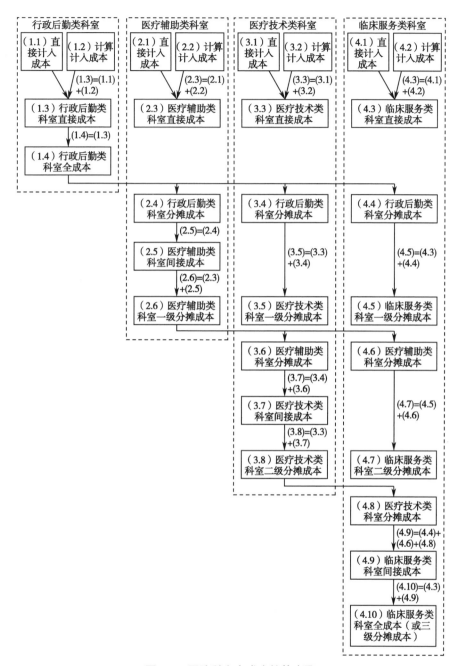

图 5-6　医院科室全成本核算步骤

注：图中（X.Y），如（3.7），含义如下。X 为科室类别代码，1 代表行政后勤类科室，2 代表医疗辅助类科室，3 代表医疗技术类科室，4 代表临床服务类科室；Y 为成本核算步骤顺序号。图中等式，如（3.7）=（3.4）+（3.6）的含义为，对应的（3.7）医疗技术类科室间接成本 =（3.4）行政后勤类科室分摊的成本 +（3.6）医疗辅助类科室分摊的成本。

表5-7 A医院各科室直接成本示例表

单位:元

一级成本科目	明细成本科目	心血管内科门诊直接成本	……	院长办公室直接成本
人员经费		3 769 184.58		798 117.14
	基本工资	624 907.08		220 675.93
	津贴补贴	603 446.03		165 234.36
	……	……	……	……
卫生材料费		6 913 904.76		0
药品费		10 233 697.74		0
固定资产折旧		1 638 439.01		57 225.87
无形资产摊销		573 453.65		20 029.10
提取医疗风险基金		80 955.11		
其他费用		130 756.66		19 161.53
	水费	16 344.62		4 187.02
	电费	73 550.78		8 144.92
	取暖费	36 775.41		6 206.02
	……	……	……	……
成本合计		**23 340 391.51**		**894 533.64**

$$心血管内科门诊科室分摊基本工资 = 220\ 675.93 \times \frac{8}{670-6} = 2\ 658.75(元)$$

按照此方法每项明细成本进行分摊,将所有明细成本分摊值合计得出心血管内科门诊科室分摊院长办公室成本合计(表5-8)。

表5-8 心血管内科门诊科室分摊院长办公室成本明细表

单位:元

一级成本科目	明细成本科目	心血管内科门诊一级分摊成本 (1)=(2)+(3)	心血管内科门诊直接成本 (2)	心血管内科分摊院长办公室直接成本(3)
人员经费		3 778 800.45	3 769 184.58	9 615.87
	基本工资	627 565.83	624 907.08	2 658.75
	津贴补贴	605 436.81	603 446.03	1 990.78
	……	……	……	……
卫生材料费		6 913 904.76	6 913 904.76	0
药品费		10 233 697.74	10 233 697.74	0
固定资产折旧		1 639 128.48	1 638 439.01	689.47

续表

一级成本科目	明细成本科目	心血管内科门诊一级分摊成本（1）=（2）+（3）	心血管内科门诊直接成本（2）	心血管内科分摊院长办公室直接成本（3）
无形资产摊销		573 694.96	573 453.65	241.31
提取医疗风险基金		80 955.11	80 955.11	—
其他费用		130 987.52	130 756.66	230.86
	水费	16 395.07	16 344.62	50.45
	电费	73 648.91	73 550.78	98.13
	取暖费	36 850.18	36 775.41	74.77
	……	……	……	……
成本合计		**23 351 169.02**	**23 340 391.51**	**10 777.51**

注：—.不参与分摊。

心血管内科门诊分摊的院长办公室成本 = ∑ 分摊院长办公室直接成本 = 10 777.51（元）

各科室的一级分摊成本合计 = 该科室的直接成本 + ∑ 所有行政后勤类科室分摊至该科室的成本

（二）二级分摊——分摊医疗辅助类科室成本

1. 描述 将医疗辅助类科室一级分摊成本（包括医疗辅助类科室直接成本 + 行政后勤类科室分摊成本）向医疗技术类科室、临床服务类科室进行分摊，并实行分项结转，分摊后形成"二级分摊成本"。

二级分摊成本 = 科室一级分摊成本 + 医疗辅助类科室分摊成本

2. 分摊原则 谁受益谁承担。

3. 分摊系数 内部服务量、工作量分摊、人员比例系数等。

4. 具体说明 按照内部服务量、工作量分摊的科室，如挂号处、住院处、氧气室、供应室、病案室等。无相关服务量的科室按照人员比例分摊，如物资器械中心等部门。

5. 计算公式

（1）有服务量的医疗辅助类科室的成本分摊

分摊公式：

各接受成本分摊科室的每项明细成本 = A科室每项明细成本 ×

$$\frac{A科室向该接受成本分配科室提供的服务量}{A科室向各接受成本分配科室提供服务量之和}$$

（A科室代表任何一个有服务量的医疗辅助类科室）

例 5-15 A 医院消毒室为心血管内科门诊科室提供的服务量为 2 135 次，消毒室为临床服务类科室和医疗技术类科室提供的所有服务量为 59 876 次，消毒室一级分摊成本明细见表 5-9。

表 5-9 A 医院消毒室一级分摊成本表

单位：元

一级成本科目	明细成本科目	消毒室一级分摊成本
人员经费		581 685.43
	基本工资	**185 023.85**
	津贴补贴	157 196.03
	……	……
卫生材料费		223 951.81
药品费		0
固定资产折旧		1 638 439.01
无形资产摊销		573 453.65
提取医疗风险基金		0
其他费用		130 756.66
	水费	27 915.56
	电费	45 864.33
	取暖费	17 629.23
	……	……
成本合计		**3 148 286.56**

心血管内科门诊分摊到的消毒室基本工资 $= 185\ 023.85 \times \dfrac{2\ 135}{59\ 876} = 6\ 597.40$（元）

按照此方法每项明细成本进行分摊，将所有明细成本分摊值合计得出心血管内科门诊科室分摊消毒室一级分摊成本合计（表 5-10）。

表 5-10 A 医院心血管内科门诊科室分摊消毒室成本明细表

单位：元

一级成本科目	明细成本科目	心血管内科门诊二级分摊成本 (1) = (2) + (3)	心血管内科门诊一级分摊成本 (2)	心血管内科分摊消毒室一级分摊成本 (3)
人员经费		3 799 541.62	3 778 800.45	20 741.17
	基本工资	634 163.23	627 565.83	6 597.40
	津贴补贴	611 041.94	605 436.80	5 605.14
	……	……	……	……

续表

一级成本科目	明细成本科目	心血管内科门诊二级分摊成本(1)=(2)+(3)	心血管内科门诊一级分摊成本(2)	心血管内科分摊消毒室一级分摊成本(3)
卫生材料费		6 921 890.22	6 913 904.76	7 985.46
药品费		10 233 697.74	10 233 697.74	0
固定资产折旧		1 697 550.33	1 639 128.47	58 421.86
无形资产摊销		594 142.62	573 694.97	20 447.65
提取医疗风险基金		80 955.11	80 955.11	0
其他费用		135 649.91	130 987.52	4 662.39
	水费	17 390.46	16 395.07	995.39
	电费	75 284.30	73 648.91	1 635.39
	取暖费	37 478.79	36 850.18	628.61
	……	……	……	……
成本合计		**23 463 427.55**	**23 351 169.02**	**112 258.53**

心血管内科门诊科室分摊的消毒室成本 = ∑ 分摊消毒室一级分摊成本 = 112 258.53（元）

（2）无服务量的医疗辅助科室的成本分摊

分摊公式：

各接受成本分摊科室的每项明细成本 = A 科室的每项明细成本 ×

$$\frac{接受成本分摊科室的人员数}{各接受成本分摊科室人员数之和}$$

（A 科室代表任何一个无服务量的医疗辅助类科室）

例 5-16　A 医院心血管内科门诊科室 8 人，临床服务类科室和医疗技术类科室人员合计 428 人，物资器械中心一级分摊成本见表 5-11。

表 5-11　A 医院物资器械中心一级分摊成本表

单位：元

一级成本科目	明细成本科目	物资器械中心一级分摊成本
人员经费		225 888.39
	基本工资	**62 917.07**
	津贴补贴	40 727.41
	……	……
卫生材料费		0
药品费		0
固定资产折旧		242 132.52

续表

一级成本科目	明细成本科目	物资器械中心一级分摊成本
无形资产摊销		84 746.38
提取医疗风险基金		0
其他费用		130 756.66
	水费	11 643.86
	电费	15 373.35
	取暖费	2 224.02
	……	……
成本合计		**683 523.95**

心血管内科门诊科室分摊物资器械中心基本工资 $= 62\,917.07 \times \dfrac{8}{428} = 1\,176.02$（元）

按照此方法分摊物资器械中心所有明细项目成本,所有明细成本分摊值合计即为心血管内科门诊分摊到的物资器械中心的一级分摊成本(表5-12)。

表5-12 A医院心血管内科门诊分摊物资器械中心成本明细表

单位：元

一级成本科目	明细成本科目	心血管内科门诊二级分摊成本(1)=(2)+(3)+(4)	心血管内科门诊一级分摊成本(2)	心血管内科分摊消毒室一级分摊成本(3)	心血管内科分摊物资器械中心一级分摊成本(4)
人员经费		3 802 179.73	3 778 800.45	20 741.17	2 638.11
	基本工资	635 339.25	627 565.83	6 597.40	1 176.02
	津贴补贴	611 803.20	605 436.80	5 605.14	761.26
	……	……	……	……	……
卫生材料费		6 921 890.22	6 913 904.76	7 985.46	0
药品费		10 233 697.74	10 233 697.74	0	0
固定资产折旧		1 700 378.16	1 639 128.47	58 421.86	2 827.83
无形资产摊销		595 132.36	573 694.97	20 447.65	989.74
提取医疗风险基金		80 955.11	80 955.11	0	0
其他费用		137 177.00	130 987.52	4 662.39	1 527.09
	水费	17 526.45	16 395.07	995.39	135.99
	电费	75 463.84	73 648.91	1 635.39	179.54
	取暖费	37 504.76	36 850.18	628.61	25.97
	……	……	……	……	……
成本合计		**23 471 410.32**	**23 351 169.02**	**112 258.53**	**7 982.77**

心血管内科门诊科室分摊的物资器械中心成本＝∑分摊物资器械中心一级分摊成本＝7 982.77（元）

（3）门诊医辅科室成本分摊

1）接受分摊科室：直接医疗科室中的门诊科室。

2）分摊公式

各接受成本分摊科室的每项明细成本＝A科室的每项明细成本×

$$\frac{接受成本分摊科室的门急诊人次数}{各接受成本分摊科室的门急诊人次数之和}$$

（A科室代表任何一个门诊医辅类科室）

例 5-17 A医院心血管内科门诊科室门急诊人次 12 000 人次，医院所有门急诊人次为 240 000 人次，挂号处一级分摊成本见表 5-13。

表 5-13　A医院挂号处一级分摊成本表

单位：元

一级成本科目	明细成本科目	挂号处一级分摊成本
人员经费		178 500.00
	基本工资	**71 400.00**
	津贴补贴	35 700.00
	……	……
卫生材料费		0
药品费		0
固定资产折旧		15 982.89
无形资产摊销		5 594.01
提取医疗风险基金		0
其他费用		22 072.26
	水费	2 223.45
	电费	3 908.29
	取暖费	1 596.99
	……	……
成本合计		**222 149.16**

心血管门诊科室分摊挂号处基本工资 $= 71\,400 \times \dfrac{12\,000}{240\,000} = 3\,570$（元）

按照此方法每项明细成本进行分摊，将所有明细成本分摊值合计得出心血管内科门诊科室分摊挂号处成本合计（表 5-14）。

表 5-14　A 医院心血管内科门诊科室分摊挂号处成本明细表

一级成本科目	明细成本科目	心血管内科门诊二级分摊成本 (1)=(2)+(3)+(4)+(5)	心血管内科门诊一级分摊成本 (2)	心血管内科分摊消毒室一级分摊成本 (3)	心血管内科分摊物资器械中心一级分摊成本 (4)	心血管内科分摊挂号处一级分摊成本 (5)
人员经费		3 811 104.73	3 778 800.45	20 741.17	2 638.11	8 925.00
	基本工资	638 909.25	627 565.83	6 597.40	1 176.02	3 570.00
	津贴补贴	613 588.20	605 436.80	5 605.14	761.26	1 785.00
	……	……	……	……	……	……
卫生材料费		6 921 890.22	6 913 904.76	7 985.46	0	0
药品费		10 233 697.74	10 233 697.74	0	0	0
固定资产折旧		1 701 177.30	1 639 128.47	58 421.86	2 827.83	799.14
无形资产摊销		595 412.06	573 694.97	20 447.65	989.74	279.70
提取医疗风险基金		80 955.11	80 955.11	0	0	0
其他费用		138 280.61	130 987.52	4 662.39	1 527.09	1 103.61
	水费	17 637.62	16 395.07	995.39	135.99	111.17
	电费	75 659.25	73 648.91	1 635.39	179.54	195.41
	取暖费	37 584.61	36 850.18	628.61	25.97	79.85
	……	……	……	……	……	……
成本合计		23 482 517.77	23 351 169.02	112 258.53	7 982.77	11 107.45

心血管内科门诊科室分摊的挂号处成本 = ∑ 分摊挂号处一级分摊成本 = 11 107.45（元）

（三）三级分摊——分摊医疗技术类科室成本

1. 描述　将医疗技术类科室二级分摊成本（包括医疗技术类科室直接成本＋行政后勤类科室分摊成本＋医疗辅助类科室分摊成本）向临床服务类科室进行分摊。分摊后，形成"三级分摊成本"。

三级分摊成本＝科室二级分摊成本＋医疗技术类科室分摊成本

2. 分摊原则　谁受益谁承担。

3. 分摊系数　工作量、业务收入。

4. 具体说明　按照收入比例进行分摊是最常用的分配系数方法，收入的计入方法有多种,主要方法有完全收入计入法、比例分摊法、内部转移价格法。

(1)完全收入计入法:将医技类科室作为检查检验类收入的直接执行者,忽略临床开单科室在此类收入中的作用,将这笔收入完全计入各医技科室进行成本核算。此方法需要医院信息系统(hospital information system,HIS)的支持,即在检查检验收费项目中设定执行科室,将执行科室作为收入统计依据。

1)优点:较易实现,有信息中心支持可直接导出收入数据。

2)缺点:收入完全计入医技类科室,否定了临床科室对此项收入的贡献;若某一项目存在多个执行科室,就须手动选取,对收费人员工作要求增高。

(2)比例分摊法:在完全收入计入法的基础上,将检查检验类收入按照一定的比例分别计入临床与医技科室进行成本核算,比例确定的因素可以是项目操作难易程度、操作时间、项目成本高低等。此方法需要 HIS 每个月产生检查检验类项目明细表,在此基础上产生核算表,将各项目按一定比例划分收入(表5-15)。

表 5-15　开单、执行科室收入分摊表

项目名称	数量	金额	执行科室			开单科室		
			科室名称	比例系数	分摊收入	科室名称	比例系数	分摊收入
项目1								
……								
合计								

1)优点:收入划分较为合理,较为公平地反映了临床医技科室对此项收入的贡献。

2)缺点:划分比例较难确定,需要根据各类因素对不同性质的检查检验项目设定不同的分摊系数,需要耗费一定的人力物力。

(3)内部转移价格法:对各检查检验项目进行成本测算,选用合适的定价方法制订合理内部价格,将此内部价格作为医技科室的直接收入进行成本核算,同时将项目收费价减去内部转移价格后的差额收入计入临床类科室。此方法需要 HIS 每个月产生各检查检验类项目的明细表,从而产生核算表(表5-16)。

表 5-16　开单、执行科室内部转移价格收入表

项目名称	数量	执行科室		开单科室	
		内部价格	总收入	差价	总收入
项目1					
……					
合计					

1）优点：收入计算较为精确，收支配比性较高；为医院内部定价模式的研究提供支持。

2）缺点：内部价格制定较难，此外，工作量较大，难以在短时间内完成，对实施人员的专业素质要求较高。

在实际工作中，医院要根据各自的实际情况选择不同的收入计入方法，要便于收集数据并相对固定，使各核算期间的数据具有可比性。

5. 计算公式

（1）有收入的医疗技术科室成本分摊

分摊公式：

$$各临床科室分摊的明细成本 = \frac{A科室执行的某接受分摊科室收入}{A科室执行收入合计}$$

$$\times A科室的每项明细成本$$

（A科室代表任何一个有执行收入的医疗技术类科室）

例 5-18 A 医院心血管内科门诊科室开单的化验收入 20 000 元，所有临床服务类科室开单的化验收入 100 000 元，检验科二级分摊成本见表 5-17。

表 5-17 A 医院检验科二级分摊成本表

单位：元

一级成本科目	明细成本科目	检验科二级分摊成本
人员经费		1 428 000.00
	基本工资	**357 000.00**
	津贴补贴	267 750.00
	……	……
卫生材料费		267 750.00
药品费		0
固定资产折旧		1 167 609.56
无形资产摊销		408 663.34
提取医疗风险基金		0
其他费用		229 513.52
	水费	81 445.98
	电费	99 729.74
	取暖费	17 628.66
	……	……
成本合计		3 501 536.42

心血管内科门诊科室分摊检验科基本工资 $= 357\,000 \times \dfrac{20\,000}{100\,000} = 71\,400$（元）

按照此方法每项明细成本进行分摊，将所有明细成本分摊值合计得出心血管内科门诊科室分摊检验科成本合计，见表5-18。

表 5-18　A医院心血管内科门诊科室分摊检验科成本明细表

单位：元

一级成本科目	明细成本科目	心血管内科门诊三级分摊成本 (1)=(2)+(3)	心血管内科门诊二级分摊成本 (2)	心血管内科门诊分摊检验科二级分摊成本 (3)
人员经费		4 096 704.73	3 811 104.73	285 600.00
	基本工资	710 309.24	638 909.24	71 400.00
	津贴补贴	667 138.21	613 588.21	53 550.00
	……	……	……	……
卫生材料费		6 975 440.22	6 921 890.22	53 550.00
药品费		10 233 697.74	10 233 697.74	0
固定资产折旧		1 934 699.21	1 701 177.30	233 521.91
无形资产摊销		677 144.73	595 412.06	81 732.67
提取医疗风险基金		80 955.11	80 955.11	0
其他费用		184 183.31	138 280.61	45 902.70
	水费	33 926.81	17 637.61	16 289.20
	电费	95 605.21	75 659.26	19 945.95
	取暖费	41 110.34	37 584.61	3 525.73
	……	……	……	……
成本合计		24 182 825.05	23 482 517.77	700 307.28

心血管内科门诊科室分摊的检验科成本 $= \sum$ 分摊检验科二级分摊成本 $=$ 700 307.28（元）

（2）无收入的医疗技术科室成本分摊

分摊公式：

$$各临床科室分摊的明细成本 = \dfrac{接受成本分摊科室工作量}{各接受成本分摊科室工作量之和}$$

$$\times A 科室的每项明细成本$$

（A科室代表任何一个无收入的医疗技术类科室）

例 5-19　A医院门诊注射室为心血管内科门诊科室提供的服务量为600人次，为全院提供的服务量12 000人次，门诊注射室二级分摊成本，见表5-19。

表 5-19　A 医院门诊注射室二级分摊成本表

单位：元

一级成本科目	明细成本科目	门诊注射室二级分摊成本
人员经费		214 200.00
	基本工资	**17 850.00**
	津贴补贴	8 925.00
	……	……
卫生材料费		17 850.00
药品费		0
固定资产折旧		3 570.00
无形资产摊销		1 249.50
提取医疗风险基金		1 071.00
其他费用		9 680.06
	水费	2 657.87
	电费	2 989.88
	取暖费	1 842.12
	……	……
成本合计		**247 620.56**

心血管内科门诊科室分摊门诊注射室基本工资 $= 17\,850 \times \dfrac{600}{12\,000} = 892.50$（元）

按照此方法每项明细成本进行分摊，将所有明细成本分摊值合计得出心血管内科门诊科室分摊门诊注射室成本合计（表 5-20）。

表 5-20　A 医院心血管内科门诊科室分摊门诊注射室成本明细表

单位：元

一级成本科目	明细成本科目	心血管内科门诊三级分摊成本(1)=(2)+(3)+(4)	心血管内科门诊二级分摊成本(2)	心血管内科门诊分摊检验科二级分摊成本(3)	心血管内科门诊分摊门诊注射室二级分摊成本(4)
人员经费		4 107 414.73	3 811 104.73	285 600.00	10 710.00
	基本工资	711 201.74	638 909.24	71 400.00	892.50
	津贴补贴	667 584.46	613 588.21	53 550.00	446.25
	……	……	……	……	……
卫生材料费		6 976 332.72	6 921 890.22	53 550.00	892.50
药品费		10 233 697.74	10 233 697.74	0	0
固定资产折旧		1 934 877.71	1 701 177.30	233 521.91	178.50

续表

一级成本科目	明细成本科目	心血管内科门诊三级分摊成本(1)=(2)+(3)+(4)	心血管内科门诊二级分摊成本(2)	心血管内科门诊分摊检验科二级分摊成本(3)	心血管内科门诊分摊门诊注射室二级分摊成本(4)
无形资产摊销		677 207.21	595 412.06	81 732.67	62.48
提取医疗风险基金		81 008.66	80 955.11	0	53.55
其他费用		184 667.31	138 280.61	45 902.70	484.00
	水费	34 059.70	17 637.61	16 289.20	132.89
	电费	95 754.70	75 659.26	19 945.95	149.49
	取暖费	41 202.45	37 584.61	3 525.73	92.11
	……	……	……	……	……
成本合计		24 195 206.08	23 482 517.77	700 307.28	12 381.03

心血管内科门诊科室分摊的门诊注射室成本 = ∑ 分摊门诊注射室二级分摊成本 = 12 381.03(元)

(3)特殊科室——药库

药库作为特殊的药品服务部门,由于没有直接为临床服务类科室服务,但可以通过药房为临床服务类科室服务,因此处理药库成本时需要用科室的药品收入作为参数分摊其成本。

分摊公式:

$$各接受药库分摊的临床服务类科室的每项明细成本 = \frac{该科室药品收入}{临床服务类科室药品收入之和} \times 药库的每项明细成本$$

例 5-20　A 医院心血管内科门诊科室药品收入 587 612.34 元,医院总药品收入 198 642 340.72 元,心血管内科门诊科室分摊的药库成本按照每项明细成本进行分摊(表 5-21)。

表 5-21　A 医院药库的二级分摊成本表

单位:元

一级成本科目	明细成本科目	药库二级分摊成本
人员经费		2 562 675.13
	基本工资	**558 092.89**
	津贴补贴	551 145.74
	……	……

续表

一级成本科目	明细成本科目	药库二级分摊成本
卫生材料费		0
药品费		0
固定资产折旧		41 894.29
无形资产摊销		14 663.00
提取医疗风险基金		0
其他费用		38 357.88
	水费	8 500.87
	电费	9 101.04
	取暖费	1 870.54
	……	……
成本合计		2 657 590.30

$$心血管内科门诊科室分摊药库的基本工资 = 558\ 092.89 \times \frac{587\ 612.34}{198\ 642\ 340.72}$$

$$= 1\ 650.92（元）$$

按照此方法每项明细成本进行分摊,将所有明细成本分摊值合计得出心血管内科门诊科室分摊药库成本合计(表 5-22)。

表 5-22　A 医院心血管内科门诊科室三级分摊成本明细表

单位:元

一级成本科目	明细成本科目	心血管内科门诊三级分摊成本(1)=(2)+(3)+(4)+(5)	心血管内科门诊二级分摊成本(2)	心血管内科门诊分摊检验科二级成本(3)	心血管内科门诊分摊门诊注射室二级成本(4)	心血管内科门诊分摊药库二级成本(5)
人员经费		4 114 995.49	3 811 104.73	285 600.00	10 710.00	7 580.76
	基本工资	712 852.66	638 909.24	71 400.00	892.50	1 650.92
	津贴补贴	669 214.83	613 588.21	53 550.00	446.25	1 630.37
	……	……	……	……	……	……
卫生材料费		6 976 332.72	6 921 890.22	53 550.00	892.50	0
药品费		10 233 697.74	10 233 697.74	0	0	0
固定资产折旧		1 935 001.64	1 701 177.30	233 521.91	178.50	123.93
无形资产摊销		677 250.59	595 412.06	81 732.67	62.48	43.38

续表

一级成本科目	明细成本科目	心血管内科门诊三级分摊成本(1)=(2)+(3)+(4)+(5)	心血管内科门诊二级分摊成本(2)	心血管内科门诊分摊检验科二级成本(3)	心血管内科门诊分摊门诊注射室二级成本(4)	心血管内科门诊分摊药库二级成本(5)
提取医疗风险基金		81 008.66	80 955.11	0	53.55	0
其他费用		184 780.78	138 280.61	45 902.70	484.00	113.47
	水费	34 084.85	17 637.61	16 289.20	132.89	25.15
	电费	95 781.62	75 659.26	19 945.95	149.49	26.92
	取暖费	41 207.98	37 584.61	3 525.73	92.11	5.53
	……	……	……	……	……	……
成本合计		24 203 067.62	23 482 517.77	700 307.28	12 381.03	7 861.54

心血管内科门诊科室分摊的药库成本＝∑分摊药库二级成本＝7 861.54（元）

心血管内科门诊三级分摊成本＝该科室二级分摊成本＋∑该科室分摊的所有医疗技术类科室二级分摊成本＝23 482 517.77＋700 307.28＋12 381.03＋7 861.54＝24 203 067.62（元）

各临床服务类科室三级分摊成本＝该科室二级分摊成本＋∑该科室分摊的所有医疗技术类科室二级分摊成本

第三节　科室成本核算实施难点讨论

因医院业务多样性及特殊性，各医院在开展科室成本核算时将面临各种难点及特殊问题，本节总结了医院科室成本核算实践中的常见难点及可采用的各种处理方法。

一、核算单元划分

（一）关于临床科室下设实验室、检查室的处理

依据该实验室或检查室的服务性质及功能定位可做不同处理：①如主要为临床科室提供检查、治疗服务且服务对象为本科室，可直接将成本计入该科室，不设立单独的核算单元；也可设为医技科室，在三级分摊时将成本全部摊入所属临床科室。单独设立科室核算单元有益于后期科室成本分析。例如，某医院内分泌科下设立的血糖实验室，仅为内分泌科提供服务，则可不设立单独的核

算单元,直接将成本归入该科;也可设置为单独的医技类核算单元,在三级分摊时将其成本直接全部计入内分泌科。②如服务对象为多个临床科室,则应归为医技科室,在三级分摊时按照提供的服务量或收入,分摊成本到相应科室。例如,某医院呼吸科下设的肺功能室面向全院临床科室开展服务,则应设置为医技科室。

医院独立设置的科研类科室可划归为医辅部门,如独立设置的动物实验室、药品临床研究基地;临床或医技科室下设的科研类部门可设立单独的核算单元,在二级分摊时直接将成本归入该科室,也可不设立单独的核算单元直接将成本计入该科室。

(二)公共病区的设置

医院存在一些床位数较少的科室,通常会将这样的两个或多个科室组成一个病区由同一个护理单元提供服务。这样的病区,除设立公共病区核算单元外,还可同时设立对应科室的住院核算单元。例如,某医院眼科和耳鼻咽喉科成立公共病区由同一护理单元提供服务,在眼科下设立"眼科住院"、在耳鼻咽喉科下设立"耳鼻咽喉科住院",用于归集可直接计入两科室的成本,同时设立了"二病区(眼科、耳鼻咽喉科)"用于归集无法区分的科室直接成本,将"二病区(眼科、耳鼻咽喉科)"的成本通过计算最终分别计入"眼科住院"和"耳鼻咽喉科住院",计算计入分配系数可使用科室实际占用床日数、床位数或医师人数等。

(三)公共部门的设置

为满足医院内部成本分析和管理的需要,可设立公共类部门,用于归集不宜计入科室成本的数据,例如支边、援外人员的人力成本。

二、人力成本归集

(一)人力成本在门诊和住院的分配

受医院考勤管理精细化程度的影响,医院临床科室存在医师的考勤在门诊和住院两个核算单元中无法准确区分的情况,因此会造成科室直接成本中医师的人力成本在门诊和住院之间无法准确区分,还会影响所有使用科室人数分摊的间接成本的分摊。

实际操作中,可根据医师门诊排班情况计算门诊考勤人数,再用科室医师考勤总人数减去门诊医师人数,作为住院核算单元的医师人数。如医院有门诊排班系统或门诊办公室有各科排班信息,即可计算门诊医师考勤人数。如果无法取得门诊医师排班信息,也可通过调查表的形式取得,由于门诊排班一段时间内相对稳定,可每季度或半年更新一次。

例 5-21　20XX 年 1 月，A 医院人事处提供的心血管内科医师考勤人数为 11 人，该科医师人力成本合计 156 000 元，门诊办公室提供的该科 1 月份出诊排班情况为：普通号班次为 98 个诊疗单元，专家号班次为 40 个诊疗单元，一个诊疗单元为半天，1 月工作日为 21 天，则该科 1 月份心血管内科门诊和住院医师人数及人力成本分别为：

$$门诊考勤人数 = \frac{(98+40)/2}{21} = 3.29（人）$$

$$住院考勤人数 = 11 - 3.29 = 7.71（人）$$

$$门诊医师人力成本 = \frac{3.29}{11} \times 156\,000 = 46\,658.18（元）$$

$$住院医师人力成本 = 156\,000 - 46\,658.18 = 109\,341.82（元）$$

（二）跨部门服务人力成本

医院中存在某科室人员在其他科室提供医疗服务的情况，为提高科室成本数据的准确性，应根据成本发生的实质以收支配比原则判断人力成本是否在科室之间进行转移。人力成本转移，可按以下方法处理：按照科室上年度的每小时人力成本平均值乘以工作小时数来计算，平均值应按照职业类别和职称分别统计。例如 A 医院内镜中心由于医师人员配置不足，临床和内镜中心医师均可在内镜中心执行内镜检查和治疗，相关收入（执行）计入内镜中心，由于临床医师执行的是内镜检查和治疗项目，且产生的收入计入内镜中心，所以临床医师的这部分人力成本应当计入内镜中心，并从原科室冲减，转移金额则根据该临床科室上年度医师平均每小时人力成本乘以工作小时数计算。

三、公共类核算单元的成本核算与分摊

（一）公共病区的成本核算与分摊

公共病区成本能直接计入科室的则直接计入相应科室的住院核算单元，如医师的人力成本、药品和卫生材料成本、专用设备折旧等。无法直接计入的成本主要包括护士的人力成本、房屋建筑物折旧、物业费等，可先计入公共病区核算单元，再计算计入相应科室下的住院核算单元，分摊后公共病区核算单元的成本为零。

可将计算计入成本按照变动成本和固定成本进行归类，变动成本按照实际占用床日数分摊，而固定成本按照床位数分摊。此处变动成本主要包括绩效工资、不可单独收费卫生材料成本，绩效工资如不通过科室由医院直接分配至护理单元，则可按照实际占用床日数分摊；如临床科室在实际操作中未对不可单

独收费耗材在两科室间进行区分,那么也可按照实际占用床日数来分摊。无法直接归集到科室的固定成本,如基本工资、社会保障缴费、公积金、房屋建筑物折旧、办公费、物业费、取暖费等可按照床位数占比分摊计入相应科室。

例 5-22 20XX 年 1 月,A 医院核算单元"二病区(眼科、耳鼻咽喉科)"下护士基本工资为 15 000 元,卫生材料费为 2 000 元,"眼科住院"记录的医师的基本工资为 18 000 元,卫生材料费为 37 000 元,"耳鼻咽喉科住院"记录的医师的基本工资为 15 000 元,卫生材料费为 18 000 元,眼科床位数为 10 张,1 月份实际占用床日数为 270 天,耳鼻咽喉科床位数为 6 张,1 月份实际占用床日数为 110 天。

$$眼科住院的基本工资 = 18\,000 + \frac{10}{10+6} \times 15\,000 = 27\,375(元)$$

$$耳鼻咽喉住院的基本工资 = 15\,000 + \frac{6}{10+6} \times 15\,000 = 20\,625(元)$$

$$眼科住院的卫生材料费 = 37\,000 + \frac{270}{270+110} \times 2\,000 = 38\,421.05(元)$$

$$耳鼻咽喉住院的卫生材料费 = 18\,000 + \frac{110}{270+110} \times 2\,000 = 18\,578.95(元)$$

(二)公共部门的成本核算与分摊

1. 医技科室同时存在开单收入和执行收入的情况处理 一般而言,医技科室成本按照开单收入分摊计入临床科室,但是,如果开单收入不包含医技科室自身开单的部分,就会造成临床科室承担的成本偏高,且医技科室开单收入占比越高偏差越大。因此,医技科室的开单收入应归集到临床科室,以确保所有收入和支出均计入临床科室。为解决此问题,建议在临床服务类科室下建立专门的公共类科室,用于归集医技科室开单且医技科室执行的收入,以及其对应收入分摊过来的成本。此方法不仅保持了临床科室成本的相关性和准确性,而且进一步体现了收支配比的原则。

2. 不宜直接计入科室成本的情况处理 医院存在部分成本不宜直接计入科室,如支边、援外人员的人力成本,此类成本与科室医疗业务活动没有直接的关系,与当期的医疗收入也不直接相关,如果直接计入科室成本,对后期科室成本数据的应用和分析也会产生影响。因此,可建立专门的公共类科室用于归集此类成本。

(三)平台科室的成本核算与分摊

平台类科室是为全院各临床科室服务,在分摊成本时可以按照工作量、收入等进行分摊,在实际工作中,也可以将一部分可计量成本先进行分摊,再将其他成本按照一定方式分摊。

1. 放射科成本的分摊　放射科成本可以分两部分进行分摊,一部分按照大型设备扫描时长进行分摊,其他成本按照工作量等进行分摊。

$$大型设备每分钟成本 = \frac{CT或MRI等大型设备的折旧成本 + 维保费用 + 维修费用}{单类设备工作小时数 \times 60}$$

例 5-23　A 医院 MRI 设备购置成本 540 万元,按照 6 年折旧,年折旧成本为 90 万元,每年的维保费用为 30 万元,维修费用 5 万元,设备年工作日按 360 天,日工作时长按照 10 小时计算,则:

$$MRI 设备每分钟成本 = 大型设备每分钟成本 = \frac{90 + 30 + 5}{360 \times 10 \times 60} \times 10\,000 = 5.79(元)$$

统计各部位的平均扫描时长,则做一个腹部增强扫描应承担的成本为 $5.79 \times 25 = 144.75$ 元,其他以此类推(表 5-23)。按照科室开具的检查单进行科室成本计入。

表 5-23　A 医院 MRI 设备各部位扫描时长及成本表

扫描部位	扫描时长 / 分	成本 / 元
腹部增强	25	144.75
盆腔	40	231.60
膝关节	15	86.85
肘关节	20	115.80
手或者足	30	173.70
心脏	55	318.45
颈椎	10	57.90
腰椎	15	86.85

2. 药事部成本分摊　随着医改的推进,药事部的职责有较大的变化,要增加临床药师的人员比例,规范临床医师的用药,从而降低药品总成本。部分临床科室配备有专门的临床药师,在分摊药事部的成本时,可以将药事部的人员成本分为临床药师成本和非临床药师成本,临床药师的成本如果单独服务于一个科室则其成本直接计入该科室中,如果服务于几个临床科室,按照服务时长进行分摊,非临床药师人员成本按照服务的工作量进行分摊。

3. 手术室成本分摊　手术室是医院外科工作的主要场所,有大量先进的、价格昂贵的仪器设备,同时,由于开展手术需要消耗的卫生材料种类较多、数量较大,手术室成本在医院总成本中所占比重较大,手术室成本计入方式也影响着科室成本的准确性。

《公立医院成本核算规范》中将手术室和麻醉科划分为临床服务类科室,直接归集所发生的成本,手术室和麻醉科主要为全院临床科室提供手术的场所并配合完成手术,因此在实际核算时也可根据医院实际将其作为平台类科室划分为医疗技术类科室,并将其成本按照受益对象进行分摊。

手术室成本可按照"谁受益,谁分摊"的方式分摊计入各使用科室。

(1)低值耗材:主要通过巡回护士填写《术中一次性耗材填写单》将每台手术耗费的低值耗材数量记录下来,并经复核后,再按照耗材单价与数量相乘得出每台手术的低值耗材成本,每个月将耗材成本汇总计入相应手术科室。

例 5-24 某外科科室单台手术所消耗的部分一次性耗材情况完整记录单(表 5-23),按照所消耗的耗材成本计入科室的成本为 163.64 元,其他成本可以按照相应的成本分摊方法按工作量再进行分摊,分摊计入该科室成本中形成全成本金额。

表 5-23 某外科科室单台手术所消耗的部分一次性耗材情况

物品名称		单位	单价/元	数量	成本/元
注射器类	2.5ml 注射器	个	0.50	2	1.00
	5ml 注射器	个	0.52	4	2.08
	10ml 注射器	个	0.69	8	5.52
	20ml 注射器	个	1.06	6	6.36
	三通	个	4.50	4	18.00
	棉签	包	0.32	1	0.32
	安尔碘	ml	3.60	1	3.60
手套类	$6_{1/2}$ 手套	副	2.40	3	7.20
	$7_{1/2}$ 手套	副	2.40	6	14.40
	检查手套	副	0.35	8	2.80
无菌敷料类	纱布	块	0.28	10	2.80
	纱垫	块	4.50	2	9.00
	小纱布	包	0.28	2	0.56
	手术衣	件	15.00	6	90.00
合计					163.64

(2)将设备折旧及维修保养成本全部纳入手术室,再根据设备受益科室不同进行分摊。对于专用设备其成本全部由使用科室承担;对于通用设备根据科室使用频率不同而承担相应成本,如腔镜设备。

$$每台手术应承担的成本费用 = \frac{设备月折旧费用 + 维修保养费}{平均月使用设备手术例数}$$

按照科室实际使用台次与每台手术成本相乘得出科室应承担的设备折旧成本分摊至相应科室中。

例 5-25 A 医院 3 月手术室的设备折旧费用为 27 万元，设备的维修保养费用为 5 万元，本月腔镜设备使用台次为 800 台，则

$$每台手术应承担的设备成本费用 = \frac{设备月折旧费用 + 维修保养费}{月使用设备手术例数}$$
$$= \frac{27 + 5}{800} \times 10\ 000 = 400（元/台）$$

普外科 3 月腔镜手术 78 台，则其承担的成本 = 78 × 400 = 31 200 元。

四、临床科室之间提供服务

按照《公立医院成本核算规范》的要求，同级科室不互相分摊，但在实际工作中经常存在某临床科室开单，其他临床科室执行的情况，如此会造成提供服务的科室成本与收入不匹配，因为收入计入了相应的开单科室，而成本在提供服务的科室。医院实践中的解决方案如下。

（一）提供服务的临床科室相应的成本可以从科室总成本中剥离

如果提供服务的临床科室相应的成本可以从科室总成本中剥离，建议单独设立核算单元，按照开单收入将成本分摊给相应的临床科室，实现收支的配比。但按照重要性原则，无须将所有类似情况均设立独立的核算单元。

（二）成本无法剥离

如果成本无法从服务科室剥离，可按照服务科室对外提供服务的执行收入占总执行收入的比重乘以二次分摊后总成本来确定对外服务成本，再将此成本按照各科接受服务的比重进行分摊。计算公式如下：其中 A 为提供服务的临床科室，B 为接受服务的临床科室。

$$A对外提供服务成本 = \frac{非本科室开单的执行收入}{本科室总的执行收入} \times 科室二次分摊后总成本$$

$$B分摊的A科室成本 = \frac{B科室开单A科室执行的收入}{非A科室开单的A科室执行收入} \times A对外提供服务成本$$

例 5-26 A 医院呼吸科下肺功能室对外全院临床科室提供肺功能检查服务，20XX 年 1 月，该科室二次分摊后总成本为 200.00 万元，执行收入合计 22.30 万元（表 5-24）。

表 5-24 呼吸科肺功能室执行收入明细

单位：万元

开单科室	执行收入
风湿病科	0.50
呼吸科	20.00
心血管科	0.80
肿瘤科	1.00
合计	22.30

$$呼吸科对外提供服务成本 = \frac{0.50 + 0.80 + 1.00}{22.30} \times 200.00 = 20.63（万元）$$

$$风湿病科分摊的呼吸科成本 = \frac{0.50}{0.50 + 0.80 + 1.00} \times 20.63 = 4.48（万元）$$

同样可计算得出心血管科和肿瘤科应分摊的成本分别为 7.18 万元和 8.97 万元。

第四节　诊次和床日成本核算

诊次和床日成本核算是以诊次、床日为核算对象，将科室成本进一步分摊到门急诊人次、住院床日中，计算出诊次成本、床日成本。

一、诊次成本核算

诊次成本核算是指以诊次为核算对象，将科室成本进一步分摊到门急诊人次中，计算出诊次成本的过程。采用三级分摊后的临床门急诊科室总成本，计算出诊次成本。

诊次成本计算公式：

$$某门诊科室诊次成本 = \frac{某门诊科室成本总额}{该科室门诊急诊人次}$$

$$院级诊次成本 = \frac{\sum 门诊科室成本总额}{\sum 科室门急诊人次}$$

例 5-27　A 医院 20XX 年 1 月心血管内科门诊三次分摊后科室成本总额 200 000 元，门诊人次 1 000 人，则该科室诊次成本为：

$$心血管内科诊次成本 = \frac{200\ 000}{1\ 000} = 200（元/人次）$$

二、床日成本核算

床日成本核算是指以床日为核算对象,将科室成本进一步分摊到住院床日中,计算出床日成本的过程。采用三级分摊后的临床住院科室总成本,计算出床日成本。

诊次成本计算公式:

$$某住院科室床日成本 = \frac{某住院科室成本总额}{该科室住院床日}$$

$$院级床日成本 = \frac{\sum 住院科室成本总额}{\sum 科室住院床日}$$

例 5-28 A 医院 20XX 年 1 月心血管内科住院三次分摊后科室成本总额 800 000 元,床日数为 200 床日,则该科室床日成本为:

$$心血管内科床日成本 = \frac{800\ 000}{200} = 4\ 000(元/床日)$$

第六章

医疗服务项目成本核算

第一节　医疗服务项目成本核算概述

一、医疗服务项目成本核算概念

医疗服务项目成本核算是指以各科室开展的医疗服务项目为对象,归集和分配各项费用,计算出各项目每单位成本的过程。医疗服务项目是指各地医疗服务价格主管部门和卫生健康行政部门、中医药主管部门印发的医疗服务收费项目,不包括药品和可以单独收费的卫生材料。医疗服务项目应当执行国家规范的医疗服务项目名称和编码。

二、医疗服务项目成本核算目的

(一)提供项目定价支持

国家医保局、国家卫生健康委等九部委联合发布关于印发《深化医疗服务价格改革试点方案》的通知(医保发〔2021〕41号),通知指出要加快建立科学确定、动态调整的医疗服务价格形成机制,提出要引导公立医疗机构加强成本管理和精算平衡、统筹把握调价项目数量和幅度,此外通知还指出要加强公立医疗机构价格和成本监测,对监测异常项目要进行及时调整。可见,成本核算对医疗服务定价起到重要作用。

通过医疗服务项目成本核算,计算医疗服务项目的每单位成本,为医疗服务项目价格管理部门提供医疗项目定价的依据和标准。通过对医疗服务项目成本与定价关系的比较分析,可以向相关医疗主管部门提供更科学合理的医疗服务项目定价依据,从而达到优化医院收支结构,并从总体上提高医疗管理水平的目的。

(二)奠定病种成本核算基础

医疗服务项目成本核算,通过项目叠加法可以核算出病种成本,为病种成本核算的实施提供基础数据。

（三）优化医疗资源配置

医疗服务项目成本核算，有助于医院了解医疗服务项目的实际成本和成本结构，通过医疗服务项目成本差异分析，细化成本管理，指导医院优化资源配置。

（四）作为财政补偿的依据

医疗服务项目成本核算，为财政部门了解医院医疗服务项目的盈亏情况和财政补偿政策的制定提供依据。

第二节　医疗服务项目成本核算实施

一、确定项目成本核算范围

1. 项目成本核算科室　临床服务类科室、医疗技术类科室。

2. 医疗服务项目　医院开展的医疗服务收费项目，包括临床服务类科室和医疗技术类科室所开展的医疗收费项目。

3. 项目成本核算的成本范围　科室成本核算中的二级分摊成本，即包括临床服务类科室和医疗技术类科室直接成本、分摊的行政后勤类科室成本和分摊的医疗辅助类科室成本，但是不包括药品和可以单独收费卫生材料。

二、建立项目字典

在进行医疗服务项目成本核算时，需要对医院开展的收费项目进行整理与对照，建立项目字典库，包括项目编码、项目名称、项目价格、项目单位、项目开通时间、项目停用时间等（表6-1）。

目前，国家卫生健康委在国家层面共发布了两版医疗服务项目规范，分别为《全国医疗服务价格项目规范》（2001年版）和《全国医疗服务价格项目规范》（2012年版）。2001年版《全国医疗服务价格项目规范》（含2007年修订版）将医疗服务项目分为综合医疗服务类、医技诊疗类、临床诊疗类和中医及民族医诊疗类，共4 170项。2012年版《全国医疗服务价格项目规范》将医疗服务项目分为综合医疗服务、病理学诊断、实验室诊断、影像学诊断、临床诊断、临床手术、临床非手术治疗、临床物理治疗、康复、辅助操作、中医医疗服务11大类，共9 360项。目前，处于两版共存的情况，各地区根据自己的实际需求，可新增和修订区域内的医疗服务项目。因此，医院开展的医疗服务项目数量较多、特异性较强，医疗服务项目成本核算实施难度较大。

表 6-1　医院项目字典库

项目编码	项目名称	项目价格/元	项目单位
120100002	特级护理	75	日
120100003	一级护理	50	日
220201002	B超常规检查	114	次
330300008	甲状腺部分切除术	537	单侧
340200033	核磁检查	400	次
……	……	……	……

　　医院可根据自身管理需求和成本核算需要，针对部分科室的医嘱开展成本核算，即把医嘱当作一个医疗服务项目进行成本核算（表 6-2）。

表 6-2　医院医嘱字典库

医嘱编码	医嘱名称	项目编码	项目名称	项目价格/元	项目数量	项目单位
JY0110	血常规检查五分类（含镜检）	250101007	外周红细胞形态学分析	15	1	次
JY0110	血常规检查五分类（含镜检）	250101001	白细胞分类计数（DC）	5	1	次
JY0110	血常规检查五分类（含镜检）	25010101503	全血细胞计数+五分类	20	1	次
JC001	儿童发育筛查套餐	31150100134	丹佛小儿智能发育筛查表	170	1	次
JC001	儿童发育筛查套餐	311503008	行为观察和治疗	127	1	次
……	……	……	……	……	……	……

三、采集基础数据

（一）科室成本数据收集

　　医疗服务项目成本核算是以科室的二级分摊后的成本结果作为基础，可从科室成本核算系统提取，包括二级分摊后的临床和医技科室的人员经费、卫生材料费、药品费、固定资产折旧费、无形资产摊销费、提取医疗风险基金、其他运行费用，并区分直接成本和从其他行政后勤科室、医疗辅助科室分摊来的间接成本（表 6-3）。

单位：元

表 6-3　医院科室成本数据

科室编码	科室名称	人员经费		卫生材料费		药品费		……	其他运行费用	
		直接成本	间接成本	直接成本	间接成本	直接成本	间接成本	……	直接成本	间接成本
10400102	普通外科住院	14 706 297.86	7 603 064.94	2 682 008.61	3 438 121.94	10 691 181.34	796 423.89	……	1 586 043.73	2 219 373.81
10300202	消化内科住院	7 292 768.25	3 660 608.43	1 437 467.53	1 743 285.16	2 137 893.24	324 858.21	……	718 414.78	1 216 416.19
10300102	呼吸内科住院	3 020 137.40	2 809 319.38	1 632 793.89	1 386 792.90	1 827 866.40	270 959.06	……	588 016.51	759 023.39
10400602	骨科住院	767 641.26	191 705.84	89 924.72	60 179.64	209 891.40	11 325.47	……	75 471.00	74 469.72
……	……	……	……	……	……	……	……		……	……

（二）科室收入数据收集

医疗服务项目成本核算需要采集科室的医疗服务项目收入，可从 HIS 提取，包括开单科室编码、开单科室名称、执行科室编码、执行科室名称、项目编码、项目名称、项目单价、项目数量、项目单位等信息（表 6-4）。

表 6-4　医院科室收入数据

开单科室编码	开单科室名称	执行科室编码	执行科室名称	项目编码	项目名称	项目价格/元	项目数量	项目单位
10400101	普通外科门诊	20200101	检验科	25010101503	全血细胞计数＋五分类	15	8 016	项
10300102	呼吸内科住院	10300102	呼吸内科住院	120100004	Ⅱ级护理	10	600	日
10400602	骨科住院	20400201	CT 诊断	201300001	普通 CT 平扫	150	523	每个部位
10300201	消化内科门诊	10300201	消化内科门诊	110200001	普通门诊诊察费	2	1 456	次
……	……	……	……	……	……	……	……	……

（三）卫生材料数据采集

医疗服务项目包括不可单独收费的卫生材料，医院应收集卫生材料库以及各科室卫生材料出库明细表，可从医院装备处获得。医院卫生材料库主要包括卫生材料编码、卫生材料名称、规格、型号、单价、是否单独收费、生产厂商、供应商等（表 6-5）。各科室卫生材料出库明细表主要包括出库时间、出库科室编码、出库科室名称、卫生材料编码、卫生材料名称、规格、型号、单价、数量等信息（表 6-6）。

表 6-5　医院卫生材料库数据

卫生材料编码	卫生材料名称	规格	型号	单位	单价/元	是否单独收费	生产厂商	供应商
31001603	医用脱脂纱布块	40×5×6WY 或 FY 型	1920条/件	条	0.52	非单独收费	XX 医疗器械厂	XX 医疗器械有限公司
50106476	一次性使用灭菌橡胶外科手套	6.5无粉	50 双/盒 400 双/件	双	2.20	非单独收费	XX 医疗器械厂	XX 医疗器械有限公司
60301866	一次性使用拭子	12×160	100 支/包	支	0.30	非单独收费	XX 医疗器械厂	XX 医疗器械有限公司

续表

卫生材料编码	卫生材料名称	规格	型号	单位	单价/元	是否单独收费	生产厂商	供应商
21004704	一次性吸痰管	F6	1支/袋	支	1.45	单独收费	XX医疗器械厂	XX医疗器械有限公司
……	……	……	……	……	……	……	……	……

表6-6 科室卫生材料出库明细表

出库时间	出库科室编码	出库科室名称	卫生材料编码	卫生材料名称	规格	型号	单位	单价/元	是否单独收费	数量
20XX-04-10	10300202	消化内科住院	31001603	医用脱脂纱布块	40×5×6WY或FY型	1 920条/件	条	0.52	非单独收费	200
20XX-04-18	10400102	普通外科住院	50106476	一次性使用灭菌橡胶外科手套	6.5无粉	50双/盒400双/件	双	2.20	非单独收费	300
20XX-05-11	10300102	呼吸内科住院	60301866	一次性使用拭子	12×160	100支/包	支	0.30	非单独收费	500
20XX-05-20	10300102	呼吸内科住院	21004704	一次性吸痰管	F6	1支/袋	支	1.45	单独收费	500

…

(四)设备信息采集

医疗服务项目成本需要采集设备信息,以计算医疗服务项目的设备折旧成本。主要包括设备编码、设备名称、规格、设备原值、开始使用日期、使用月限、已计提期数、月折旧额、使用科室编码、使用科室名称等信息(表6-7)。

表6-7 医院设备信息采集表

设备编码	设备名称	规格	原值/元	开始使用日期	使用月限/月	已计提期数/月	月折旧额/元	使用科室编码	使用科室名称
201807846	核酸定量仪	QubitTM4	55 000	2018-09-12	60	29	916.67	20200101	检验科

续表

设备编码	设备名称	规格	原值/元	开始使用日期	使用月限/月	已计提期数/月	月折旧额/元	使用科室编码	使用科室名称
201800049	服务器	HPEDL388G9	19 800	2018-01-26	72	37	225.41	20400201	CT诊断
20161801	空气净化器	AMII	4 525	2017-01-31	60	49	75.42	10700102	新生儿住院
20110240	二氧化碳培养箱	3111	37 800	2011-08-02	60	60	0.00	10300102	呼吸内科住院
......	......	......	......	......	......	......	......	......	......

四、核算项目成本

医疗服务项目成本核算分两步开展,首先,以临床服务类和医疗技术类科室二级分摊成本剔除药品成本、单独收费的卫生材料成本作为医疗服务项目总成本;其次,可采用当量系数法、参数分配法、作业成本法等方法计算单个医疗服务项目成本,不同的核算方法适用于不同的核算要求及条件。

第三节 医疗服务项目成本核算方法的选择及适用性

一、当量系数法

(一)基本概念

当量系数法是指在确定的核算期内,以科室单元为核算基础,遴选典型的医疗服务项目作为基准项目(也称为代表项目),其成本当量数为"1",作为基准当量,其他项目与基准项目各成本要素进行比较,进而得到其他项目各自的成本当量值,再计算出各项目成本的方法(图6-1)。

(二)核算步骤

1. 确定基准项目的每单位成本

(1)确定基准项目及基准当量:项目的基准当量确定非常重要,不同类别的科室之间可采用不同的项目作为基准项目。基准项目应该是科室开展工作量较大、业务开展比较稳定或者规格适中的项目,将其所需人时数定为"1"基准当量。

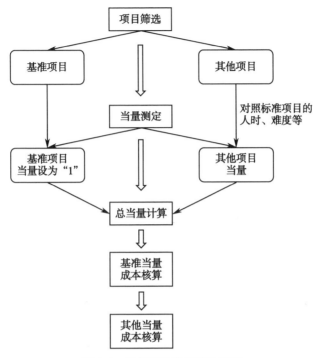

图 6-1 当量系数法核算流程图

（2）确定服务项目当量值：在确定项目当量值时可以考虑操作人时、技术难度、风险程度等内容进行单一或综合确定。

项目的操作人时是确定相对当量值的最重要系数，可以通过现场调查和专家咨询的方法，收集并确定某科室所开展的所有医疗服务项目的每单位服务项目所需时间和人数。在确定服务项目所需人时数之前，要确定项目的内涵及起止时间。

$$某服务项目操作人时系数 = \frac{每单位某服务项目所需人时数}{基准当量人时数}$$

"技术难度"是指项目的复杂程度、技术投入程度及操作者技术要求（包括操作者技术职称、专业操作培训）等因素而确定的该医疗服务价格项目技术操作相对难易程度。"风险程度"是指综合评估操作中患者出现并发症的概率及产生不良后果严重程度而确定的该医疗服务价格项目技术操作相对风险程度。

在实际运用成本当量法进行项目成本测算时，可以仅将操作时间系数作为当量系数，也可以将操作人时系数与技术难度系数、风险程度系数等相结合，在考虑操作时间的基础上，综合考虑各个项目与基准项目之间的技术难度和风险等差异，即基准项目的技术难度系数或风险程度等为"1"，计算其余项目技术难度系数或风险程度，技术难度和风险程度可参考《全国医疗服务价格项目规范》

或者由专家评议。

$$某服务项目技术难度系数 = \frac{每单位某服务项目技术难度}{基准服务当量技术难度}$$

$$某服务项目风险程度系数 = \frac{每单位某服务项目风险程度}{基准服务当量风险程度}$$

某服务项目当量值 = 该服务项目操作人时系数 × 人时调整系数 + 该服务项目技术难度系数 × 技术难度调整系数 + 该服务项目风险程度系数 × 风险程度调整系数

其中，人时调整系数、技术难度调整系数以及风险程度调整系数三者可以根据专家评定在项目当量确定时的重要程度来进行赋值，但三者相加应等于1，如人时调整系统 = 0.80，技术难度调整系数 = 0.15，风险程度调整系数 = 0.05。

（3）计算基准当量成本：收集某科室开展的各个服务项目工作量，利用以下公式计算得到总当量。

某服务项目总当量 = 每单位某服务项目当量值 × 某服务项目工作量

科室总当量 = $\sum$（每单位某服务项目当量值 × 某服务项目工作量）

$$基准当量成本 = \frac{科室二级分摊成本 - 科室药品成本 - 科室单独收费卫生材料成本}{科室总当量}$$

（4）计算各服务项目成本

每单位某服务项目成本 = 基准当量成本 × 每单位某服务项目当量值

开展某服务项目成本 = 每单位某服务项目成本 × 某服务项目工作量

2. 新增项目成本测算模型

由于医疗服务项目规范的修订，原有服务项目内涵等发生变化，或者由于医疗技术进步等多种原因，医疗机构会产生新增医疗服务项目，这些项目尚未全面开展，缺少服务量等基础数据。因此，当医疗机构新增某一医疗服务项目，可以运用成本当量法的测算模型快速地测算新增项目成本，作为定价和补偿的依据。

新增项目每单位成本 = 基准项目每单位成本 × 操作时间系数 × 技术难度系数 × 风险程度系数

操作时间系数是指新增项目的操作时间与基准项目操作时间的比值，即新项目的操作时间当量值。

用成本当量法在推算新增项目成本时，同时考虑了新增项目的操作时间和技术难度和风险程度，使得测算结果更加合理，更能体现医务人员的劳务价值。

但是必须要有准确的基准项目每单位成本作为基础,这直接关系到新增项目成本测算的准确性。

(三)优点及局限性

成本当量法简单易行,可一次性核算出科室所有项目的成本,且能快速测算新增医疗服务项目成本,满足医疗服务项目价格制订和调整的需要。但是当量的确定是该方法的难点,通常依赖于专家咨询,主观性较强,有可能造成个别项目计算结果的偏差。实践中可结合项目收费价格,以及医疗服务项目相关规范文件的每单位人员占用时间、操作难度和风险系数等信息确定成本当量值,使成本核算结果更加快速、准确、权威。

(四)案例示范

例6-1 20XX 年某医院心内科介入室开展的医疗服务项目包括经皮穿刺插管冠状动脉造影术、经皮冠状动脉腔内激光成形术、经皮冠状动脉球囊扩张术和经皮冠状动脉支架置入术,心内科介入室该年度的科室成本数据,见表6-8。

表6-8 20XX 年某医院心内科介入室科室成本表

单位:元

| 序号 | 成本类型 | 合计 | 直接成本 | 间接成本 | | |
				小计	管理科室分摊	医疗辅助分摊
1	人员经费	52 400 038.95	42 945 517.47	9 454 521.48	5 461 788.04	3 992 733.44
2	卫生材料费	16 238 001.63	15 883 503.97	354 497.66		354 497.66
	其中:可单独收费卫生材料	14 758 001.63	14 758 001.63	0		
3	药品费	5 497 256.85	5 497 256.85	0	0	0
4	固定资产折旧	28 446 955.12	20 672 945.83	7 774 009.29	2 742 955.06	5 031 054.23
5	无形资产摊销	131 753.22	75 606.36	56 146.86	15 872.75	40 274.11
6	提取医疗风险基金	10 021.80	10 021.80	0	0	0
7	其他费用	3 177 614.08	2 012 753.44	1 164 860.64	432 340.19	732 520.45
	合计	**105 901 641.65**	**87 097 605.72**	**18 804 035.93**	**8 652 956.04**	**10 151 079.89**

(1)确定心内科介入室基准当量:某医院心内科的介入室开展的医疗服务项目中,以经皮穿刺插管冠状动脉造影术为基准项目,将其成本当量数设为

"1"。专家根据项目实际消耗,结合不同项目特点综合研判,确定经皮冠状动脉腔内激光成形术等其他项目的成本操作人时系数和技术难度系数,并将操作人时调整系数设为0.8,技术难度调整系数设为0.2,确定项目当量值,见表6-9。

表6-9 某医院心内科介入室项目当量值与技术难度系数表

序号	项目名称	操作人时系数	技术难度系数	项目当量值
1	经皮穿刺插管冠状动脉造影术	1.00	1.00	1.00
2	经皮冠状动脉腔内激光成形术	2.20	1.20	2.00
3	经皮冠状动脉球囊扩张术	1.80	0.80	1.60
4	经皮冠状动脉支架置入术	3.00	5.50	3.50

(2)计算心内科介入室当量值:将经皮穿刺插管冠状动脉造影术项目的工作量为15 000人次,乘以该项目当量值1,计算该项目的总成本当量值15 000,以此类推,计算心内科介入室总当量值55 800,见表6-10。

表6-10 某医院心内科介入室医疗服务项目总当量值

序号	项目	工作量/人次	项目当量值	项目总成本当量值
1	经皮穿刺插管冠状动脉造影术	15 000	1.00	15 000
2	经皮冠状动脉腔内激光成形术	9 000	2.00	18 000
3	经皮冠状动脉球囊扩张术	5 500	1.60	8 800
4	经皮冠状动脉支架置入术	4 000	3.50	14 000
	合计			55 800

(3)计算心内科介入室基准当量成本

$$基准当量成本 = \frac{科室二级分摊成本 - 科室药品成本 - 科室单独收费的卫生材料成本}{该科室单元的成本当量总值}$$

$$= \frac{105\ 901\ 641.65 - 14\ 758\ 001.63 - 5\ 497\ 256.85}{55\ 800.00}$$

$$= 1\ 534.88(元)$$

(4)计算心内科介入室项目的每单位成本:心内科介入室每单位服务项目成本为基准当量成本乘以每单位服务项目当量值,即为心内科介入室各项目的每单位成本,见表6-11。

$$每单位服务项目成本 = 基准当量成本 \times 每单位某服务项目当量值$$

表 6-11 某医院心内科介入室医疗服务项目的每单位成本

序号	项目名称	项目当量值	当量系数的每单位成本/元	项目成本/元
1	经皮穿刺插管冠状动脉造影术	1.00	1 534.88	1 534.88
2	经皮冠状动脉腔内激光成形术	2.00	1 534.88	3 069.76
3	经皮冠状动脉球囊扩张术	1.60	1 534.88	2 455.81
4	经皮冠状动脉支架置入术	3.50	1 534.88	5 372.08

二、参数分配法

(一)基本概念

参数分配法是指将归集到各科室的成本,减去已经单独收费的药品及卫生材料费,按照是否可以直接计入医疗服务项目划分为直接成本和间接成本,其中间接成本通过设定某一种分配参数,将其分配到医疗服务项目,最终将医疗服务项目直接成本与间接成本相加得到医疗服务项目总成本的计算方法(图 6-2)。

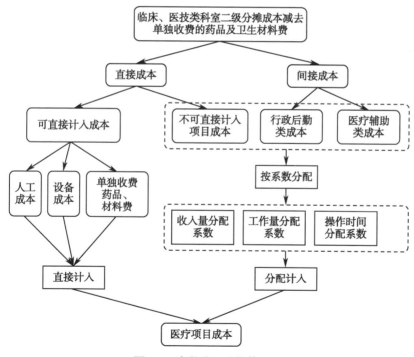

图 6-2 参数分配法核算流程

(二)核算步骤

1. 可直接计入成本归集 可直接计入成本指能够直接计入在医疗服务项

目的成本（直接人员经费、直接固定资产折旧费、直接不可单独收费的卫生材料费等），通过调查统计后直接计入医疗服务项目。

$$某项目直接人员经费 = \sum 不同直接人员经费$$

$$某项目直接固定资产折旧费 = \sum 所使用专用设备折旧费$$

$$某项目直接不可单独收费的卫生材料费 = \sum 所直接使用不可单独收费的卫生材料费$$

$$项目直接成本 = 该项目人工成本 + 专用设备折旧费 + 不收费材料成本$$

2. 不可直接计入成本　不可直接计入医疗服务项目的科室二级分摊成本，须按照不同的分配系数，通过计算后分摊到相应的医疗服务项目中。分配系数主要有收入分配系数、工作量分配系数、操作时间分配系数。

（1）收入分配系数：收入分配系数是指将各医疗服务项目收入占科室单元总收入（不含药品收入和单独收费卫生材料收入）的比例作为成本的分配系数。

1）收入分配系数计算公式

$$某医疗服务项目的分摊成本 = \frac{该服务项目医疗收入}{该科室总医疗收入} \times (科室二级分摊成本$$
$$- 科室药品成本 - 科室单独收费卫生材料成本$$
$$- 科室所有医疗服务项目直接成本)$$

2）使用收入分配系数的优缺点

优点：科室项目和科室总医疗收入数据较好统计，而且收入和成本配比关系更加准确。

缺点：医疗服务项目价格制定的合理性会直接影响成本分摊结果。

（2）工作量分配系数：工作量分配系数是指将各医疗服务项目工作量占科室单元总工作量的比例作为科室二级分摊成本分配系数。设置工作量分配系数时应考虑该项目的技术难度。

1）工作量分配系数计算公式

$$某医疗服务项目的分摊成本 = \frac{该服务项目工作量}{\sum 科室各项目工作量} \times (科室二级分摊成本$$
$$- 科室药品成本 - 科室单独收费卫生材料成本$$
$$- 科室所有医疗服务项目直接成本)$$

2）使用工作量分配系数的优缺点

优点：有关工作量的资料较客观，避免主观经验估值。

缺点：工作量单位不统一，较难同质化比较。工作量的多少并不与所耗成本呈正比，也即某科室工作量大、做得多的项目并不一定表示其所耗的成本就多,例如超声科一般超声项目数量较多,但其耗材消耗较少,但超声引导下治疗项目数量相比较少,但所消耗的耗材数量较多,如果按照工作量分摊可能影响其分摊成本;相反,有些做得少的项目所耗成本却可能较大,联合麻醉所使用各类型注射器累计近10个,高于其他麻醉类型,若按照工作量计算也为"1"个计量则不能体现出其真实成本。

(3)操作时间分配系数:操作时间分配系数是指将各医疗服务项目操作时间占科室单元总操作时间的比例作为科室二级分摊成本分配的系数。

1)操作时间分配系数计算公式

$$某服务项目的分摊成本 = \frac{该项目操作时间}{该科室总操作时间} \times (科室二级分摊成本$$
$$- 科室药品成本 - 科室单独收费卫生材料成本$$
$$- 该科室所有医疗服务项目直接成本)$$

2)操作时间分配系数的计算:又可分为两种情况。

如果核算某科室所有服务项目的成本,则须调查该成本科室所有服务项目的操作时间。总操作时间等于所有项目操作时间之和,分配系数等于各服务项目操作时间与总操作时间之比。按照这种方法能够较准确地分摊成本,不会出现分摊不足或分摊过量的情况。但是,调查所有项目的操作时间的工作量很大,可操作性差;若不调查所有服务项目的操作时间,这种方法的使用会受到限制。

如果只核算某科室部分服务项目的成本,则各项目操作时间的计算和成本科室的总操作时间的计算应谨慎。这时成本科室的总操作时间不是由各项目操作时间加总得到,而是单独计算得到的,尤其像化验室等可以同时提供多种服务项目的科室,如果计算不当,容易造成成本分摊不足或成本分摊过量。所以,如果核算某科室的部分项目,应采取一定的措施校正成本分摊,使之趋于合理。

3)在进行医疗服务项目的成本核算的过程中,对于操作时间较难估计的成本科室,可以使用以下计算方法,以求比较正确地计算总操作时间和项目一次操作时间。根据某科室每天用于某项目的有效工作时间除以每天最大可能提供该项目的例数(即满负荷工作情况下每天能够提供服务项目的例数),即得到该项目平均操作时间,再与成本科室总操作时间相比,即为该项目操作时间分配系数。

$$某项目操作时间分配系数 = \frac{某项目平均操作时间}{成本科室总操作时间}$$

$$科室总操作时间 = 满负荷工作人数 \times 每天有效工作时数 \times 每年有效工作天数$$

$$某项目平均操作时间 = \frac{每天用于该项目的有效工作时数}{每天最大可能提供该项目的例数}$$

此方法采用的某项目平均一次操作时间和成本科室总操作时间均在满负荷情况下计算,故降低了两者不符的可能性。但是,要统计某科室每天用于某项目的有效工作时间,应先估计出该科室每天所做每个项目的有效工作时间,且它们的合计应等于该科室每天总操作时间。这种方法的统计工作量较大。

(三)优点及局限性

参数分配法可以单独计算出某个医疗服务项目的每单位成本,而不需要涉及科室其他项目。核算所需数据获得较容易,核算流程较简单,但采用不同的分配系数对核算结果的影响较大。若分配系数与成本不呈正比例变化时,会造成成本分配的不合理。因此,应根据科室实际开展的业务情况选择合理的分配系数。

(四)案例示范

1. 收入分配系数案例示范

例6-2 20XX 年某医院心电图室共开展 3 种医疗服务项目,其中常规心电图单价为 34 元,开展了 20 000 次,动态心电图单价为 150 元,开展了 3 000 次,心室晚电位单价为 50 元,开展了 18 000 次。该科室成本数据,见表6-12。

表6-12 20XX 年某医院心电图室科室成本表

单位: 元

成本类型	合计 (1)=(2)−(3)+ (4)+(5)	科室直接成本 (2)	可直接计入医疗服务项目成本 (3)	间接成本	
				管理科室分摊 (4)	医疗辅助分摊 (5)
人员经费	1 633 301.63	1 765 134.01	204 563.78	41 197.82	31 533.58
卫生材料费	50 972.82	27 512.74	0	0	23 460.08
药品费	0	0	0	0	0
固定资产折旧	113 759.50	123 401.46	38 679.12	12 117.01	16 920.15
无形资产摊销	20 043.40	14 466.72	0	5 288.34	288.34
提取医疗风险基金	0	0	0	0	0
其他费用	113 838.27	113 491.17	19 843.25	13 270.20	6 920.15
合计	1 931 915.62	2 044 006.10	263 086.15	71 873.37	79 122.30

注: 心电图室直接成本不含药品成本和单独收费的卫生材料成本。

（1）计算心电图室的分配系数：采用收入分配系数法，各医疗服务项目的收入计算过程如下（表6-13）。

1）心电图室医疗服务项目收入

常规心电图项目收入＝开展数量×项目单价＝20 000×34＝680 000（元）

动态心电图项目收入＝开展数量×项目单价＝3 000×150＝450 000（元）

心室晚电位项目收入＝开展数量×项目单价＝18 000×50＝900 000（元）

2）心电图室的项目总收入

心电图室项目总收入＝∑ 心电图室各项目收入＝680 000＋450 000＋900 000＝2 030 000（元）

3）心电图室医疗服务项目收入分配系数

$$常规心电图收入分配系数 = \frac{常规心电图项目收入}{项目总收入} = \frac{680\,000}{2\,030\,000} = 0.34$$

$$动态心电图收入分配系数 = \frac{动态心电图项目收入}{项目总收入} = \frac{450\,000}{2\,030\,000} = 0.22$$

$$心室晚电位收入分配系数 = \frac{心室晚电位心电图项目收入}{项目总收入} = \frac{900\,000}{2\,030\,000} = 0.44$$

表6-13 20XX年某医院心电图室收入分配系数

医疗服务项目	开展数量/次	项目单价/元	项目收入/元	收入分配系数
常规心电图	20 000	34	680 000	0.34
动态心电图	3 000	150	450 000	0.22
心室晚电位	18 000	50	900 000	0.44

（2）计算心电图室的医疗服务项目成本：心电图室各医疗服务项目的成本计算过程如下（表6-14）。

常规心电图项目成本＝（科室二级分摊成本－科室药品成本－科室单独收费卫生材料成本－科室所有医疗服务项目直接成本）×收入分配系数＝1 931 915.62×0.34＝647 191.73（元）

动态心电图项目成本＝（科室二级分摊成本－科室药品成本－科室单独收费卫生材料成本－科室所有医疗服务项目直接成本）×收入分配系数＝1 931 915.62×0.22＝428 885.27（元）

心室晚电位项目成本＝（科室二级分摊成本－科室药品成本－科室单独收费卫生材料成本－科室所有医疗服务项目直接成本）×收入分配系数＝1 931 915.62×0.44＝855 838.62（元）

表 6-14　20XX 年某医院心电图室的医疗服务项目成本

医疗服务项目	科室成本	分配系数	项目成本
常规心电图	1 931 915.62	0.34	647 191.73
动态心电图	1 931 915.62	0.22	428 885.27
心室晚电位	1 931 915.62	0.44	855 838.62

（3）计算心电图室的医疗服务项目每单位成本：心电图室各医疗服务项目的成本计算过程如下（表 6-15）。

$$常规心电图项目每单位成本 = \frac{常规心电图项目成本}{项目开展数量} = \frac{647\ 191.73}{20\ 000}$$
$$= 32.36（元）$$

$$动态心电图项目每单位成本 = \frac{动态心电图项目成本}{项目开展数量} = \frac{428\ 885.27}{3\ 000}$$
$$= 142.96（元）$$

$$心室晚电位项目每单位成本 = \frac{动态心电图项目成本}{项目开展数量} = \frac{855\ 838.62}{18\ 000}$$
$$= 47.55（元）$$

表 6-15　20XX 年某医院心电图室的医疗服务项目每单位成本

医疗服务项目	项目成本/元	开展数量/次	项目每单位成本/元
常规心电图	647 191.73	20 000	32.36
动态心电图	428 885.27	3 000	142.96
心室晚电位	855 838.62	18 000	47.55

2. 操作时间分配系数案例示范

例 6-3 对于 20XX 年某医院的针灸科科室，分析其 5 个主要项目成本，该科室共有医师 42 人，护士 10 人，其他人员 1 人，共 53 人，涉及专业设备 A 共 3 台，科室二级成本分摊为 17 559 530.64 元，直接人员成本为 7 862 891.93 元，科室单独收费卫生材料费为 1 335 092.59 元，其科室二级分摊成本构成，见表 6-16。

表 6-16　20XX 年某医院针灸科室二级分摊成本分摊构成

二级分摊成本类型	成本合计/元
二级分摊成本合计	17 559 530.64
其中：可单独收费卫生材料	1 335 092.59
设备 A 年折旧费	196.44

续表

二级分摊成本类型	成本合计/元
直接人员成本	7 862 891.93
医师人员成本	4 984 711.93
护士人员成本	2 728 645.00
其他人员成本	149 535.00

（1）计算操作时间分配系数

1）确定医疗服务项目核算对象及资源消耗：对于该科室开展较多的5个医疗服务项目，采用操作时间分配系数，其主要的资源消耗为工作时间，因此首先应调查其工作量、所需医疗人员数量及工作时间，调查情况，见表6-17。

表6-17　20XX年某医院主要医疗服务项目的资源消耗情况

项目名称	年服务量/次	单次项目操作时间及所需人数				设备使用情况
		操作时间/分	医师/人	护士/人	其他人员/人	
普通针刺	36 000	30	1	0	0	无
芒针治疗	23 000	40	1	0	0	无
艾灸条治疗	15 500	30	1	0	0	无
火针治疗	9 300	10	1	0	0	设备A
穴位放血治疗	8 000	30	1	1	0	无

医疗服务项目的各类别医疗人员（设备）工作时间=年服务量×单次项目操作时间×单次项目操作所需人数，故5个项目累计工作时间，见表6-18。

表6-18　20XX年某医院主要项目的累计工作时间

单位：分

项目名称	医师工作时间	护士工作时间	其他人员工作时间	设备工作时间
普通针刺	1 080 000	0	0	0
芒针治疗	920 000	0	0	0
艾灸条治疗	465 000	0	0	0
火针治疗	93 000	0	0	93 000
穴位放血治疗	240 000	240 000	0	0

2）计算满负荷工作时间：医护按照每工作人员每年工作251个工作日，每工作日8小时有效工作时间计算各类工作人员满负荷工作时间，其他人员因值班等安排按照每工作日24小时计算。

医师满负荷工作时间＝工作人数×年工作日×工作时长＝42×251×8×60＝5 060 160（分）

护士满负荷工作时间＝工作人数×年工作日×工作时长＝10×251×8×60＝1 204 800（分）

其他人员满负荷工作时间＝工作人数×年工作日×工作时长＝1×251×24×60＝361 440（分）

设备满负荷工作时间＝设备工作台数×年天数×小时数×分钟数＝3×365×24×60＝1 576 800（分）

3）计算人员操作时间分配系数：采用操作时间分配系数，即计算单个项目在满负荷工作时间中所占比例。

$$普通针刺操作时间分配系数 = \frac{\sum 各类人员实际工作时间}{\sum 各类人员满负荷工作时间}$$
$$= \frac{1\ 080\ 000}{5\ 060\ 160 + 1\ 204\ 800 + 361\ 440} = 0.16$$

$$芒针治疗操作时间分配系数 = \frac{\sum 各类人员实际工作时间}{\sum 各类人员满负荷工作时间}$$
$$= \frac{920\ 000}{5\ 060\ 160 + 1\ 204\ 800 + 361\ 440} = 0.14$$

$$艾灸条治疗操作时间分配系数 = \frac{\sum 各类人员实际工作时间}{\sum 各类人员满负荷工作时间}$$
$$= \frac{465\ 000}{5\ 060\ 160 + 1\ 204\ 800 + 361\ 440} = 0.07$$

$$火针治疗操作时间分配系数 = \frac{\sum 各类人员实际工作时间}{\sum 各类人员满负荷工作时间}$$
$$= \frac{93\ 000}{5\ 060\ 160 + 1\ 204\ 800 + 361\ 440} = 0.01$$

$$穴位放血治疗操作时间分配系数 = \frac{\sum 各类人员实际工作时间}{\sum 各类人员满负荷工作时间}$$
$$= \frac{240\ 000 + 240\ 000}{5\ 060\ 160 + 1\ 204\ 800 + 361\ 440} = 0.07$$

4）计算设备时间分配系数

$$火针治疗设备A时间分配系数 = \frac{火针治疗设备A工作时间}{设备满负荷工作时间} = \frac{93\ 000}{1\ 576\ 800}$$
$$= 0.06$$

（2）计算针灸科主要项目总成本

1）计算直接成本

a. 直接人员成本

$$直接人员成本 = 各类人员支出 \times \frac{各类人员在项目中的总工作时间}{各类人员满负荷工作时间}$$

$$普通针刺医生直接成本 = 医生人员成本 \times \frac{普通针刺医生实际工作时间}{医生满负荷工作时间}$$

$$= 4\,984\,711.93 \times \frac{1\,080\,000}{5\,060\,160} = 1\,063\,896.97（元）$$

$$芒针医生直接成本 = 医生人员成本 \times \frac{芒针医生实际工作时间}{医生满负荷工作时间}$$

$$= 4\,984\,711.93 \times \frac{920\,000}{5\,060\,160} = 906\,282.60（元）$$

$$艾灸条治疗医生直接成本 = 医生人员成本 \times \frac{艾灸条治疗医生实际工作时间}{医生满负荷工作时间}$$

$$= 4\,984\,711.93 \times \frac{465\,000}{5\,060\,160} = 458\,066.75（元）$$

$$火针治疗医生直接成本 = 医生人员成本 \times \frac{火针治疗医生实际工作时间}{医生满负荷工作时间}$$

$$= 4\,984\,711.93 \times \frac{93\,000}{5\,060\,160} = 91\,613.35（元）$$

$$穴位放血治疗医生直接成本 = 医生人员成本 \times \frac{穴位放血治疗医生实际工作时间}{医生满负荷工作时间}$$

$$= 4\,984\,711.93 \times \frac{240\,000}{5\,060\,160} = 236\,421.55（元）$$

$$穴位放血治疗护士直接成本 = 护士人员成本 \times \frac{穴位放血治疗护士实际工作时间}{护士满负荷工作时间}$$

$$= 2\,728\,645.00 \times \frac{240\,000}{1\,204\,800} = 543\,554.78（元）$$

b. 专用设备直接成本

火针治疗使用专用设备A直接成本 = 专用设备A折旧成本

$$\times \frac{火针治疗使用专用设备A实际工作时间}{设备满负荷工作时间}$$

$$= 196.44 \times \frac{93\,000}{1\,576\,800} = 11.59（元）$$

因此,直接成本合计见表 6-19。

表 6-19 20XX 年某医院主要项目的直接成本合计

单位:元

项目名称	人员直接成本			专用设备直接成本	直接成本合计
	医师	护士	其他人员		
普通针刺	1 063 896.97	0	0	0	1 063 896.97
芒针治疗	906 282.60	0	0	0	906 282.60
艾灸条治疗	458 066.75		0	0	458 066.75
火针治疗	91 613.35	0	0	11.59	91 624.94
穴位放血治疗	236 421.55	543 554.78	0	0	779 976.33

2)分摊间接成本

a. 确定针灸科各项目总间接成本

除火针疗法外,其他 4 个项目不涉及专用设备直接成本,因此间接成本计算公式相同。

总间接成本=科室二级分摊成本−直接人员成本−单独收费卫生材料成本
= 17 559 530.64−7 862 891.93−1 335 092.59=8 361 546.12(元)

火针疗法总间接成本=科室二级分摊成本−直接人员成本−直接设备成本−单独收费卫生材料成本=17 559 530.64−7 862 891.93−196.44−1 335 092.59=8 361 349.68(元)

b. 分摊间接成本

各项目间接成本=总间接成本×时间比例系数

各项目间接成本与直接成本相加得项目成本总计,见表 6-20。

表 6-20 20XX 年某医院主要项目的间接成本

项目名称	总间接成本/元	时间比例系数	项目所摊间接成本/元	项目直接成本/元	项目成本总计/元
普通针刺	8 361 546.12	0.16	1 337 847.38	1 063 896.97	2 401 744.35
芒针治疗	8 361 546.12	0.14	1 170 616.46	906 282.60	2 076 899.06
艾灸条治疗	8 361 546.12	0.07	585 308.23	458 066.75	1 043 374.98
火针治疗	8 361 349.68	0.01	83 613.50	91 624.94	175 238.44
穴位放血治疗	8 361 546.12	0.07	585 308.23	779 976.33	1 365 284.56

(3)计算针灸科的项目每单位成本:针灸科各主要项目的成本计算过程如下(表 6-21)。

$$普通针刺每单位成本 = \frac{普通针刺项目成本}{项目开展数量} = \frac{2\ 401\ 744.35}{36\ 000} = 66.72（元）$$

$$芒针治疗每单位成本 = \frac{芒针治疗项目成本}{项目开展数量} = \frac{2\ 076\ 899.06}{23\ 000}$$
$$= 90.30（元）$$

$$艾灸条治疗每单位成本 = \frac{艾灸条治疗项目成本}{项目开展数量} = \frac{1\ 043\ 374.98}{15\ 500}$$
$$= 67.31（元）$$

$$火针每单位成本 = \frac{火针项目成本}{项目开展数量} = \frac{175\ 238.44}{9\ 300} = 18.84（元）$$

$$穴位放血治疗每单位成本 = \frac{穴位放血治疗项目成本}{项目开展数量} = \frac{1\ 365\ 284.56}{8\ 000}$$
$$= 170.66（元）$$

表 6-21　20XX 年某医院主要项目的每单位成本

项目名称	项目总成本 / 元	年服务量 / 次	项目每单位成本 / 元
普通针刺	2 401 744.35	36 000	66.72
芒针治疗	2 076 899.06	23 000	90.30
艾灸条治疗	1 043 374.98	15 500	67.31
火针治疗	175 238.44	9 300	18.84
穴位放血治疗	1 365 284.56	8 000	170.66

三、传统作业成本法

（一）基本概念

传统作业成本法是指通过对某医疗服务项目所有作业活动的追踪和记录，计量作业业绩和资源利用情况的一种成本计算方法。该方法以作业为中心，以成本动因为分配要素，体现"服务消耗作业，作业消耗资源"的原则。

1. 作业　指在医疗服务过程中具有相对独立意义的重要活动和行为。医疗服务提供过程中的各个工序或环节，如诊疗、手术（消毒、探查）、护理等行为都可以视为作业。

2. 作业成本　作业发生过程中需要消耗一定的人力、物力和财力，这些资源消耗用货币形式来表现就称为作业成本。

3. 成本动因　引发成本的根本因素，揭示了执行作业的原因，即作业消耗资源的多少。成本动因按阶段性标准可以分为资源动因和作业动因。

4. 资源动因　决定一项作业所消耗资源的种类与数量因素,反映了作业量与资源消耗之间的因果关系。当一项资源只服务于一种作业时,分配成本到作业形成一个作业成本库就比较简单。当一项资源服务于多个作业时,就必须通过第一阶段成本动因(资源动因)把资源的消耗恰当地分配给相应的作业。在医院里资源动因即指各临床或医技的科室成本向作业分配的依据。

5. 作业动因　决定成本目标所需作业种类与数量的因素,反映成本目标使用作业的频率和强度。在医院里作业动因即指各项作业成本向医疗项目分配的依据。

6. 作业成本库　依据资源动因将资源分配给作业后就形成了各个作业成本库。

7. 作业成本计算法　是把医院消耗的资源按资源动因分配到作业,以及把作业收集的作业成本按作业动因分配到成本对象(医疗项目)的核算方法。

图 6-3 为在科室全成本基础上的作业成本法计算模型。

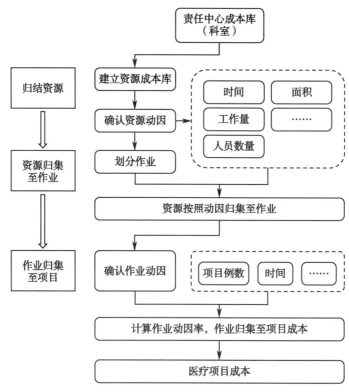

图 6-3　传统作业成本法核算流程

（二）核算步骤

作业成本法按照以下步骤开展核算。

1. 划分作业 在梳理医院临床服务类科室和医疗技术类科室医疗业务流程基础上，将医疗服务过程划分为若干作业。各作业应当相对独立、不得重复，形成医院统一、规范的作业库。

2. 直接成本归集 将能够直接计入或者计算计入某医疗服务项目的成本直接归集到医疗服务项目。

3. 间接成本分摊 将无法直接计入或者计算计入某医疗服务项目的成本首先按照资源动因将其分配至受益的作业。对不能直接计入作业的科室直接成本和间接成本依据实际情况，采用科学的方法进行不同的资源动因设置。资源动因可以根据作业人数、作业工时、材料消耗比例、设备原值、房屋占用面积等进行设置。

再按照医疗服务项目消耗作业的原则，采用作业动因将作业成本分配至受益的医疗服务项目。作业动因可以根据医疗项目执行人员类型、作业时长、工作量、工时、项目消耗材料比例、项目耗用设备额定功率等进行设置。

4. 作业成本分配计算，产出医疗项目每单位成本 通过直接成本计入及作业动因的设置后，通过计算，将作业成本分配到项目成本中，产出医疗项目每单位成本。

（三）优点及局限性

作业成本法引入成本动因、量化资源、作业和项目三者之间的因果关系，有效实现了医疗服务项目的收支配比；对科室医疗项目工作量、作业步骤、平均操作时间、操作人员、消耗的卫生材料、使用的仪器设备等信息和数据进行了采集和规范，促进了临床路径的实施和规范。但是该项目分摊系数的获取需要计算本科室所有项目的每单位成本，对提供服务项目较多的科室存在工作量较大、计算烦琐且容易不准确的问题。

（四）案例示范

例6-4 20XX年，某医院放射科通过科室成本分摊，形成科室成本数据。在科室成本数据的基础上，扣减可单独收费材料费和药品费后，科室成本的构成详情，见表6-22。

1. 划分作业 根据放射科的作业流程，梳理放射科的作业活动，主要包括在医师开单后进行预约登记，对患者进行执行前注意事项宣教，需要给药的患者，进行扎针给药，由技师进行摆位和药物连接，扫描、图像上传工作站，专业技师进行图像后处理，并将处理好的图像传给医师进行报告初写，后续医师进行报告审核（表6-23）。

表 6-22　20XX 年某医院放射科成本构成表

单位：元

成本类型	合计	直接成本	间接成本		
			小计	管理科室分摊	医疗辅助分摊
人员经费	31 584 038.95	27 909 517.47	3 674 521.48	2 461 788.04	1 212 733.44
卫生材料费（不含可单独收费卫生材料）	596 699.86	242 202.20	354 497.66	0	354 497.66
固定资产折旧	17 146 955.12	15 672 945.83	1 474 009.29	742 955.06	731 054.23
无形资产摊销	101 804.84	75 606.36	26 198.48	5 922.75	20 275.73
提取医疗风险基金	1 621.80	1 621.80		—	—
其他费用	3 367 717.52	2 212 753.44	1 154 964.08	432 340.19	722 623.89
合计	**52 798 838.09**	**46 114 647.10**	**6 684 190.99**	**3 643 006.04**	**3 041 184.95**

表 6-23　20XX 年某医院放射科成本动因

序号	作业名称	成本动因
1	预约登记	登记次数
2	宣教	宣教患者人数
3	扎针	扎针次数
4	药物连接、摆位	检查人数
5	扫描	设备工时
6	图像上传工作站	上传图数
7	图像后处理	图像处理工时
8	初写报告	人员工时
9	审核报告	人员工时

2. 直接成本归集　直接成本归集是指采用作业成本法计算医疗服务项目的直接成本，包括直接人员经费、直接不单独收费的卫生材料费以及直接固定资产折旧成本。

（1）直接人员经费成本归集：首先，归集项目直接人员经费成本。该医院放射科室 20XX 年共开展了 7 个医疗服务项目，以"冠状动脉 CT 三维成像"项目为例，经对放射科工作人员的调研，确定每个作业流程所需的护士、技师和医师数量和所耗费时间；其次，分别计算护士、技师和医师平均每分钟人力成本；再次，按照确定每个作业流程所需要的数量和耗用时间，计算该项目开展某作业流程的作业成本（表 6-24）。如多类别人员开展同一项作业流程，该作业流程的人力成本为各项人员开展该流程的作业成本的加权平均值。计算公式为：

$$每分钟人员经费成本 = \frac{某类人员年人员经费}{全年工作日数 \times 每天工作小时 \times 60}$$

项目每单位直接人力成本＝医师每分钟人员经费成本×所需医师个数×耗费时间＋护士每分钟人员经费成本×所需护士个数×耗费时间＋技师每分钟人员经费成本×所需技师个数×耗费时间

表6-24　20XX年某医院冠状动脉CT三维成像直接耗费人员经费成本

序号	作业名称	操作人员类别	所需人数/人（1）	操作时间/分（2）	每分钟人员经费成本/元（3）	按人员作业成本/元（1）×（2）×（3）	作业成本/元
1	预约登记	护士	1	0.2	1.80	0.36	0.36
2	宣教	护士	1	0.2	1.80	0.36	0.36
3	扎针	技师	1	0.8	3.20	2.56	2.56
4	药物连接、摆位	技师	1	2.0	3.20	6.40	6.40
5	扫描	技师	1	5.0	3.20	16.00	16.00
6	图像上传工作站	技师	1	0.2	3.20	0.64	0.64
7	图像后处理	技师	1	4.0	3.20	12.80	12.80
8	初写报告	医师	1	15.0	3.50	52.50	108.75
		或主治医师	1	15.0	5.50	82.50	
		或副主任医师	1	15.0	8.00	120.00	
		或主任医师	1	15.0	12.00	180.00	
9	审核报告	医师	1	5.0	3.50	17.50	36.25
		或主治医师	1	5.0	5.50	27.50	
		或副主任医师	1	5.0	8.00	40.00	
		或主任医师	1	5.0	12.00	60.00	
合计							184.12

根据上述方法，依次计算放射科其他医疗服务项目的直接人员经费成本，详见表6-25。

表6-25　20XX年某医院放射科开展医疗服务项目直接人员经费成本

单位：元

序号	项目类别	项目名称	直接人员经费成本
1	CT检查	冠状动脉CT三维成像	184.12

续表

序号	项目类别	项目名称	直接人员经费成本
2	X线检查	胸部X线摄影	32.96
3	X线检查	经阴道子宫输卵管造影	226.90
4	CT检查	腰椎CT平扫	62.77
5	MRI检查	颅脑磁共振成像	220.37
6	MRI检查	头部磁共振增强成像	219.20
7	MRI检查	单脏器单体素磁共振波谱分析	224.82

（2）直接不可单独收费的卫生材料费成本归集：根据放射科的业务特征，调研该科室各医疗服务项目的耗材使用情况，使用耗材包括电极片、手套、口罩和注射器等。根据访谈确定的"冠状动脉CT三维成像"项目的卫生材料的消耗量和折合单价，见表6-26。

表6-26 20XX年某医院放射科医疗服务项目的直接不可单独收费的卫生材料成本情况

类别	医疗服务项目	卫生材料名称	消耗量	单价/元	直接不可单独收费的卫生材料成本/元
CT检查	冠状动脉CT三维成像	手套	1只	0.03	0.03
		口罩	1个	0.30	0.30
		纱布	2块	0.01	0.02
		棉签	1个	0.01	0.01
		注射器	1只	0.45	0.45
		合计			0.54

根据上述方法，依次计算放射科其他医疗服务项目的直接不可单独收费的卫生材料成本，见表6-27。

表6-27 20XX年某医院放射科开展医疗服务项目直接不可单独收费的卫生材料成本

单位：元

序号	类别	医疗服务项目	直接不可单独收费的卫生材料成本
1	CT检查	冠状动脉CT三维成像	0.54
2	X线检查	胸部X线摄影	0.43
3	X线检查	经阴道子宫输卵管造影	2.87
4	CT检查	腰椎CT平扫	0.45
5	MRI检查	颅脑磁共振成像	0.99
6	MRI检查	头部磁共振增强成像	1.25
7	MRI检查	单脏器单体素磁共振波谱分析	0.65

（3）直接固定资产折旧成本归集：根据放射科的设备使用情况，确定开展每项医疗服务项目使用设备类型、台数和平均使用时间。其中，对于开展的医疗服务项目仅使用一类设备的，按照该设备的耗时和折旧计算设备直接消耗；对于开展的医疗服务项目使用多种设备的，按照不同设备使用的耗费加权平均计算设备直接消耗。计算放射科开展不同医疗服务项目的设备直接消耗，见表6-28。

表6-28　20XX年某医院放射科医疗服务项目的直接固定资产折旧成本

序号	项目名称	设备名称	耗时/分	设备折旧/（元·分$^{-1}$）	按固定资产折旧成本/元
1	冠状动脉CT三维成像	计算机X线断层扫描仪-A	5	4.57	22.85
2	胸部X线摄影	计算机X线断层扫描仪-B	3	4.40	13.20
3	经阴道子宫输卵管造影	计算机X线断层扫描仪-C	15	3.70	55.50
4	腰椎CT平扫	计算机X线断层扫描仪-D	3	1.63	4.89
5	颅脑磁共振成像	核磁共振成像仪-A	4	8.17	32.68
6	头部磁共振增强成像	核磁共振成像仪-B	5	8.45	42.25
7	单脏器单体素磁共振波谱分析	核磁共振成像仪-C	6	8.99	53.94

（4）直接成本列示：将可直接计入医疗服务项目的成本进行加总得到医疗项目单位直接成本，乘以相应开展频次，得到医疗项目总直接成本，见表6-29。

表6-29　20XX年某医院作业成本法医疗服务项目的直接成本

单位：元

序号	项目名称	单次直接成本/元（1）				开展频次/人次（2）	直接成本/元（3）=（1）×（2）
		人员经费	卫生材料成本	设备折旧成本	合计		
1	冠状动脉CT三维成像	184.12	0.54	22.85	207.51	15 000	3 112 650
2	胸部X线摄影	32.96	0.43	13.2	46.59	60 000	2 795 400
3	经阴道子宫输卵管造影	226.9	2.87	55.5	285.27	6 000	1 711 620
4	腰椎CT平扫	62.77	0.45	4.89	68.11	50 000	3 405 500
5	颅脑磁共振成像	220.37	0.99	32.68	254.04	30 000	7 621 200
6	头部磁共振增强成像	219.2	1.25	42.25	262.7	4 000	1 050 800
7	单脏器单体素磁共振波谱分析	224.82	0.65	53.94	279.41	3 000	838 230
	合计						**20 535 400**

3. 间接成本分摊

（1）计算待分摊间接成本：根据单次直接人力成本、卫生材料成本和设备折旧成本乘以开展该项目的频次分别计算放射科总直接人力成本、卫生材料成本和设备折旧成本，见表6-30。

表6-30　20XX年某医院放射科执行项目的总直接成本

项目名称	单次直接成本/元（1）			开展频次/人次（2）	总直接成本/元（3）=（1）×（2）		
	人员经费	卫生材料成本	设备折旧成本		人员经费	卫生材料成本	设备折旧成本
冠状动脉CT三维成像	184.12	0.54	22.85	15 000	2 761 800	8 100	342 750
胸部X线摄影	32.96	0.43	13.2	60 000	1 977 600	25 800	792 000
经阴道子宫输卵管造影	226.9	2.87	55.5	6 000	1 361 400	17 220	333 000
腰椎CT平扫	62.77	0.45	4.89	50 000	3 138 500	22 500	244 500
颅脑磁共振成像	220.37	0.99	32.68	30 000	6 611 100	29 700	980 400
头部磁共振增强成像	219.2	1.25	42.25	4 000	876 800	5 000	169 000
单脏器单体素磁共振波谱分析	224.82	0.65	53.94	3 000	674 460	1 950	161 820
合计					17 401 660	110 270	3 023 470

（2）剔除可以分配到各个项目的直接成本：在该医院放射科开展的医疗服务项目科室成本的基础上，剔除上述已经计算出的直接成本，再加上科室待分摊的间接成本，即为该科室待分摊的间接成本，见表6-31。

（3）资源动因分配计算：按照各项作业的资源动因将其分配至受益的作业。对不能直接计入作业的科室直接成本和间接成本依据实际情况按资源动因进行分配，放射科各项作业的资源动因包括登记人次数、宣教患者人数、扎针次数、检查患者人次等（表6-32）。

（4）作业动因分配计算：以"冠状动脉CT三维成像"服务项目为例，按照医疗服务项目消耗作业的原则，采用作业动因将作业成本分配至受益的医疗服务项目。放射科执行项目的作业分为两类，常规项目需要预约登记、宣教、摆位、扫描、图像上传、报告初写、报告审核。特殊项目除以上作业外，可能需要扎针、药物连接等。对于不同项目选择不同的作业动因，以放射科为例，主要选择工作量和工时为作业动因。

根据该项目作业的成本动因数量，计算该服务项目的成本分配率，该分配率乘以该项目所消耗的成本动因数量即为该项目某作业消耗的间接成本（表6-33）。

单位：元

表 6-31 20XX 年某医院放射科执行项目待分摊间接成本

序号	成本类型	科室直接成本 (1)	作业总直接成本 (2)	科室间接成本 (3)			待分摊间接成本 (4) =(1)-(2)+(3)
				小计	管理科室分摊	医疗辅助分摊	
1	人员经费	27 909 517.47	17 401 660.00	3 674 521.48	2 461 788.04	1 212 733.44	14 182 378.95
2	卫生材料费(不含可单独收费材料)	242 202.20	110 270.00	354 497.66	—	354 497.66	486 429.86
3	固定资产折旧	15 672 945.83	3 023 470.00	1 474 009.29	742 955.06	731 054.23	14 123 485.12
4	无形资产摊销	75 606.36	—	26 198.48	5 922.75	20 275.73	101 804.84
5	提取医疗风险基金	1 621.80	—	—	—	—	1 621.80
6	其他费用	2 212 753.44	—	1 154 964.08	432 340.19	722 623.89	3 367 717.52
7	合计	46 114 647.10	20 535 400.00	6 684 190.99	3 643 006.04	3 041 184.95	32 263 438.09

表 6-32 20XX 年某医院放射科资源动因列表

序号	作业名称	间接成本/元	成本动因	成本动因数量			
				冠状动脉 CT 三维成像	胸部 X 线摄影	……	小计
1	预约登记	114 796.38	登记次数	28 900	74 400		302 400
2	宣教	46 509.56	宣教患者人数	15 000	60 000		168 000
3	扎针	419 651.61	扎针次数	15 000	60 000		168 000
4	药物连接、摆位	802 125.26	检查人数	15 000	12 500		126 000
5	扫描	16 281 228.24	设备工时	300 000	180 000		1 176 000
6	图像上传工作站	57 412.19	上传图像	15 000	60 000		302 400
7	图像后处理	5 979 981.27	图像处理工时	232 500	33 000		302 400
8	初写报告	5 337 113.70	人员工时	225 000	45 600		1 663 200
9	审核报告	3 224 619.88	人员工时	74 850	20 400		520 800
	合计	32 263 438.09					

表6-33 20XX年某医院放射科冠状动脉CT三维成像作业动因列表

序号	作业名称	间接成本合计/元(1)	成本动因合计/元(2)	成本分配率(3)=(1)÷(2)	项目成本动因数量/次(4)	项目消耗间接成本/元(5)=(3)×(4)
1	预约登记	114 796.38	302 400	0.38	28 900	10 970.95
2	宣教	46 509.56	168 000	0.28	15 000	4 152.64
3	扎针	419 651.61	168 000	2.50	15 000	37 468.89
4	药物连接、摆位	802 125.26	126 000	6.37	15 000	95 491.10
5	扫描	16 281 228.24	1 176 000	13.84	300 000	4 153 374.55
6	图像上传工作站	57 412.19	302 400	0.19	15 000	2 847.83
7	图像后处理	5 979 981.27	302 400	19.78	232 500	4 597 703.85
8	初写报告	5 337 113.70	1 663 200	3.21	225 000	722 012.13
9	审核报告	3 224 619.88	520 800	6.19	74 850	463 446.23
	合计	32 263 438.09				10 087 468.18

(5)计算项目成本：按照上述方法，依次计算各医疗服务项目的间接成本，形成项目总成本；项目总成本除以该项目开展的频次，形成该医疗服务项目的项目成本(表6-34)。

表6-34 20XX年某医院放射科项目成本表

序号	项目名称	项目总成本/元(1)			频次/次(2)	项目成本/元(3)=(1)÷(2)
		小计	直接成本	间接成本		
1	冠状动脉CT三维成像	7 294 699.22	3 112 650.00	10 087 468.18	15 000	672.50
2	胸部X线摄影	6 621 409.94	2 795 400.00	3 826 009.94	60 000	110.36
3	经阴道子宫输卵管造影	3 925 205.61	1 711 620.00	2 213 585.61	6 000	654.20
4	腰椎CT平扫	14 305 719.45	3 405 500.00	10 900 219.45	50 000	286.11
5	颅脑磁共振成像	15 368 052.83	7 621 200.00	7 746 852.83	30 000	512.27
6	头部磁共振增强成像	2 780 082.49	1 050 800.00	1 729 282.49	4 000	695.02
7	单脏器单体素磁共振波谱分析	2 503 668.55	838 230.00	1 665 438.55	3 000	834.56

四、时间驱动作业成本法

(一)基本概念

时间驱动作业成本法是一种结合作业成本法和时间概念的项目成本核算方法,它以时间作为分配依据,通过每单位时间成本与估计时间相乘,最终计算出项目的总成本(图6-4)。

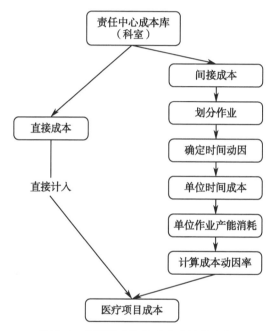

图6-4　时间驱动作业成本法核算流程

(二)核算步骤

时间驱动作业成本法按以下步骤展开。

1. 划分作业　在梳理临床服务类科室和医疗技术类科室医疗业务流程基础上,将医疗服务过程划分为若干作业。各作业应当相对独立、不得重复,形成医院统一、规范的作业库。

2. 直接成本归集　将能够直接计入或者计算计入某医疗服务项目的成本直接归集到医疗服务项目。

3. 间接成本分摊　计算时间成本率,将无法直接计入或计算计入某医疗服务项目的成本,采用时间成本率将其分配至受益的医疗服务项目中。

其中：

（1）时间成本率公式：

$$时间成本率 = \frac{时间成本}{实际时间}$$

"时间成本"是指科室无法直接计入或者计算计入的成本；"实际时间"按实际工作时间计算，是指不含出差、会议、培训及其他原因造成的停工时间后的平均工作时间。

（2）医疗服务项目的间接成本=时间成本率×每单位作业实际工作时间。

（三）优点及局限性

该方法计算简单、准确，与作业成本法方法相比，省去对资源成本划分的复杂运算，以时间因素为成本动因在作业项目中分配资源成本，从而将科室成本分配到医疗服务项目，可以有效应对医院错综复杂的医疗活动。

（四）案例示范

例 6-5 20XX 年，某医院 CT 室共开展 3 种医疗服务项目，分别 CT 平扫、CT 增强扫描以及 CT 成像。在科室成本数据的基础上，扣减可单独收费材料费和药品费后，该科室成本数据，见表 6-35。

表 6-35 20XX 年某医院 CT 室成本表

单位：元

成本类型	合计	直接成本	间接成本	
			管理科室分摊	医疗辅助分摊
人员经费	7 288 818.43	6 612 361.96	388 962.47	287 494.00
卫生材料费（不含单收费卫生材料）	1 929 937.87	1 859 804.54	0	70 133.33
固定资产折旧	4 914 877.73	4 524 266.89	187 728.92	202 881.92
无形资产摊销	5 376.40	3 385.14	0	1 991.26
提取医疗风险基金	298.20	298.20	0	0
其他费用	1 549 998.36	1 056 222.48	311 078.80	182 697.08
合计	15 689 306.99	14 056 339.21	887 770.19	745 197.59

1. 医疗服务项目的直接成本归集 采用时间驱动作业成本法计算医疗服务项目的直接成本包括卫生材料费用、设备折旧费用。通过调研 CT 室的工作人员，可得到 CT 室医疗服务项目的直接成本（参考作业成本法），见表 6-36。

表 6-36　20XX 年某医院 CT 室医疗服务项目的直接成本

医疗服务项目	开展频次/次	卫生材料成本/元	设备折旧成本/元	单位直接成本/元	直接成本合计/元
CT 平扫	40 000	8.54	68.22	76.76	3 070 400
CT 增强扫描	20 000	16.26	106.15	122.41	2 448 200
CT 成像	10 000	18.45	119.98	138.43	1 384 300
合计					6 902 900

2. 医疗服务项目的间接成本分摊

（1）计算时间成本率：CT 室共有 20 名员工，每年工作 264 天，每天工作 8 小时，其中 80% 的时间用于 CT 检查，则其实际作业时间为 2 027 520 分。CT 室当年科室全成本（不包括单独收费的药品和卫生材料费）为 15 689 306.97 元，包括 CT 室产生的不单独收费的卫生材料费、人员经费、无形资产摊销、固定资产折旧和其他费用，以及从行政后勤科室和医辅科室分摊的各项费用，扣除直接成本后的作业时间成本为 8 786 406.97 元（15 689 306.97−6 902 900.00 元），则作业时间的产能成本率为 4.33 元/分。

$$时间成本率 = \frac{时间成本}{实际时间} = \frac{8\ 786\ 406.97}{2\ 027\ 520} = 4.33（元/分）$$

（2）划分作业，调研实际工作时间：经过现场调研以及咨询有丰富经验的专业人员，CT 室医疗服务项目可分为登记预约、药物注射、检查操作和出具报告四个流程，所需的平均时间见表 6-37。

表 6-37　20XX 年某医院 CT 室医疗服务项目的实际工作时间

单位：分

医疗服务项目	登记预约	药物注射	检查操作	出具报告	合计
CT 平扫	1	0	10	5	16
CT 增强扫描	1	3	15	10	29
CT 成像	1	3	15	12	31

（3）计算医疗服务项目的间接成本：根据各项目的时间成本率和实际工作时间，可以计算出医疗服务项目的间接成本（表 6-38）。

医疗服务项目的间接成本＝时间成本率×每单位作业实际工作时间

表 6-38　20XX 年某医院 CT 室医疗服务项目的间接成本

医疗服务项目	实际工作时间 / 分	时间成本率 /（元·分⁻¹）	间接成本 / 元
CT 平扫	16	4.33	69.28
CT 增强扫描	29	4.33	125.57
CT 成像	31	4.33	134.23

3. 计算医疗服务项目总成本　CT 室医疗服务项目的直接成本与间接成本相加，计算出医疗服务项目的总成本（表 6-39）。

医疗服务项目的总成本＝直接成本＋间接成本

表 6-39　20XX 年某医院医疗服务项目的总成本

单位：元

医疗服务项目	间接成本	直接成本	成本合计
CT 平扫	69.28	76.76	146.04
CT 增强扫描	125.57	122.41	247.98
CT 成像	134.23	138.43	272.66

五、医疗服务项目成本核算方法适用性对比

医疗服务项目成本核算过程中存在项目数量较多、项目差别较大、基础数据采集困难等诸多难点。因此，医院在选择项目成本核算方法时应根据医院的实际情况，选择适合自己的方法（表 6-40）。

表 6-40　医疗服务项目成本核算方法对比表

比较项目	当量系数法	参数分配法	传统作业成本法	时间驱动作业成本法
主要核算 / 测算思路	选择代表性项目为标准当量，调查其他项目相对于标准当量的当量值，通过将当量值相加，计算标准当量成本，从而计算其他项目成本	先测算科室成本，再通过选择合适的比例系数将科室成本分摊至项目成本	按照资源动因将资源费用分配至各项作业，计算出作业成本，然后再根据作业动因，将作业成本分配至项目，形成项目成本	一种结合作业成本法和时间概念的项目成本核算方法，以时间作为分配依据，通过每单位时间成本与估计时间相乘，最终计算出项目的总成本
核算层级	院级—（科室级）—项目级	院级—科室级—项目级	院级—科室级—项目级—作业级	院级—（科室级）—（作业级）—项目级

比较项目	当量系数法	参数分配法	传统作业成本法	时间驱动作业成本法
适用场景	项目数量多，可以进行项目分类，同类项目可比性强的项目，核算基础相对薄弱的机构	已开展科室成本核算机构	已开展科室成本核算，具备完善的信息系统，能投入大量成本管理资源的机构	是作业成本法的简化，适用于以时间为主要成本动因，项目工作量可以明确统计的项目
方法难点	标准当量的确定、各项目当量值的取得	分配系数的确定、取得和分配	作业划分、资源动因确定、作业动因确定	时间成本率及操作时长的准确性
估计新项目	较易	较难	较难	较易

第七章　病种成本核算

2021 年 1 月 26 日，国家卫生健康委、国家中医药管理局印发的《关于印发公立医院成本核算规范的通知》（国卫财务发〔2021〕4 号）文件中指出，公立医院应当开展按病种成本核算，以及 DRG 成本核算。与此同时，单病种、DRG、DIP 等医保支付方式改革也促使医院加快研究并实施相应成本核算。

第一节　病种成本核算概述

一、病种成本核算相关概念

（一）病种与病种成本核算

病种是指以病例单元第一诊断为主的，与国际疾病分类（international classification of diseases，ICD）编码相对应的一组具有相同临床特征、相同资源消耗的疾病组合。

病种成本指患者住院期间所发生的资源耗费，即从患者入院，按病种治疗管理流程接受规范化诊疗最终达到疗效标准出院，整个过程发生的人力资源耗费，房屋及建筑物、设备、材料、药品及其他耗费。

从核算的角度来讲，病种成本核算、单病种成本核算、DRG 成本核算、DIP 成本核算均为以病种或病组为核算对象，按照一定流程和方法归集费用，核算成本的过程，均可参照病种成本核算方法。

（二）单病种与单病种成本核算

单病种指无并发症、合并症、相对独立的单纯性疾病，具有常见、发病频率高、诊断确切等特点。单病种是临床路径实施、医保单病种付费及国家公立医院绩效考核中单病种质量控制指标的载体。

单病种成本核算指以单病种为对象，按照一定流程和方法归集相关费用的过程。通过单病种成本核算，可以较清楚地了解医院单病种的运行成本，为单病种付费标准提供参考依据,同时也能为医院临床路径标准化体系构建、成本管控等内部管理提供数据支撑。

(三) DRG 与 DRG 成本核算

DRG,即按疾病诊断相关分组(diagnosis related groups),它是以病例的诊断和操作作为基本依据,综合考虑病例的个体特征,如年龄、疾病诊断、合并症、并发症、治疗方式、疾病严重程度及转归和资源消耗等,以临床过程相近、费用消耗相似为特征划分的病例组合,是可用于医保支付、预算管理和医疗服务质量管理等方面的医疗管理工具。

DRG 成本核算指以 DRG 病例组合为对象,按照一定流程和方法归集相关费用的过程。通过合理测算每一个组别的成本,可以为 DRG 付费的定价标准提供参考依据。医院开展 DRG 成本核算的范围和数量,取决于 DRG 分组方案的选择。

(四) DIP 与 DIP 成本核算

DIP,即按病种分值付费(diagnosis-intervention packet),它是一种支付方式,也指基于大数据的病种相关分组。它是利用大数据技术,以一定区域范围的全样本病例数据为基础,综合考虑疾病严重程度、治疗复杂状态、资源消耗水平与临床行为规范,发现疾病与治疗之间的内在规律与关联关系,以"疾病诊断 + 治疗方式"的共性特征对病案数据进行的分类组合,可应用于医保支付、基金监管、医院管理等领域。

DIP 成本核算指以 DIP 病例组合为对象,按照一定流程和方法归集相关费用的过程。核算结果主要用于测定按病种分值付费的定价标准。医院开展 DIP 成本核算的范围和数量,取决于 DIP 分组规则和目录库的确定。

二、病种成本核算的目的

病种成本核算的实施与我国医保支付制度改革密切相关,医保支付方式的改变是研究病种成本核算的主要动力。医疗保险支付方式是医疗保险经办机构代表参保患者向提供医疗服务的定点医疗机构结算医疗费用的方式,医保支付是基本医保管理和深化医改的重要环节,是调节医疗服务行为、引导医疗资源配置的重要杠杆。

目前我国医疗保险支付方式主要有:按医疗服务项目付费、总额预付费、按人头付费、按床日付费、按病种付费等。实践过程中,按病种付费又可细分为:单病种付费、DRG 和 DIP 等。

《国务院办公厅关于进一步深化基本医疗保险支付方式改革的指导意见》(国办发〔2017〕55 号)指出:要进一步加强医保基金预算管理,全面推行以按病种付费为主的多元复合式医保支付方式。各地要选择一定数量的病种实施按病种付费，国家选择部分地区开展按疾病诊断相关分组（DRGs）付费试点，鼓励各地完善按人头、按床日等多种付费方式。到 2020 年，医保支付方式改革覆盖所有医疗机构及医疗服务，全国范围内普遍实施适应不同疾病、不同服务特点的多元复合式医保支付方式，按项目付费占比明显下降。《国家医疗保障局关于印发DRG/DIP 支付方式改革三年行动计划的通知》（医保发〔2021〕48 号）提出分期分批加快推进 DRG/DIP 支付方式改革全覆盖，到 2024 年底，全国所有统筹地区全部开展 DRG/DIP 付费方式改革工作；到 2025 年底，DRG/DIP 支付方式覆盖所有符合条件的开展住院服务的医疗机构，基本实现病种、医保基金全覆盖。

支付方式改革的主要目的是要引导医疗机构改变当前粗放式、规模扩张式运营机制，转向更加注重内涵式发展，更加注重内部成本控制，更加注重体现医疗服务技术价值。为积极应对医保支付方式改革，保证医院经济稳定运行，进行病种成本核算，了解病种支付方式下成本管理的特征与变化已迫在眉睫。

（一）有助于促进医院加强成本管控

按病种付费方式最突出的特点是医院的收入与每个病例及其诊断和治疗方式有关，而与医院治疗病例所花费的实际成本无关。理论上，医院治疗患者时是否有盈余及盈余多少取决于收费标准与患者住院成本的差额，收费标准大于住院成本，则医院盈余，反之医院亏损。因此，在有效确保医疗质量与安全前提下，医院对病种进行成本管控将是医院降本增效的途径之一。通过病种成本核算，客观反映医院开展病种治疗所消耗的成本情况，分析病种盈亏，提出控制成本和规避风险的措施，能够促进医院积极主动地规范医疗行为，提高医疗资源使用效率，降低医疗服务成本，控制医疗费用不合理增长，进而达到减轻患者医疗负担、提高医院运营效率的目的。

（二）有利于医院绩效评价体系的完善

开展病种成本核算，有助于医院顺应时代要求，构建适应新支付方式的绩效考核评价体系。第一，改变原有的绩效分配模式。绩效考核由多劳多得转向优劳多得，绩效分配要结合各病种的医疗质量、成本管理等执行情况。第二，构建工作量基础上加病种的综合评价体系。将医疗质量、病种成本、组数、权重、病例组合指数（case mix index，CMI）、效率、医疗安全等指标纳入综合评价体系，通过设计多维度、科学合理的考核指标，客观评价临床学科发展及医务人员岗位价值，有效引导医务人员的诊疗行为。第三，成本控制情况与科室、个人绩效挂钩。重视对病种成本的考核，开展科室之间、病种之间、各医师之间的横向比较，通过多维度分析，对成本控制好的科室、医师要予以奖励，积极引导医务人员减少过度医疗,控制不合理用药、检查,以形成良性竞争,不断提高医院竞争能力。

(三)可为政府定价、补偿提供参考

合理的病种成本数据可为病种付费标准和政府补偿等政策的制定提供参考。目前,国内开展病种成本核算多数仍基于历史费用,一是目前进行成本核算的病种范围较小,主要集中于诊断明确、临床路径稳定、治疗方式单一的外科疾病,已有成本数据的病种数量较少;二是熟练掌握病种成本核算的医疗机构较少,未能形成区域内病种标准平均成本。虽然国内学者采用统计学方法能够预测病种费用,且费用标准的制定考虑了政府、医保、医院三方的诉求,但由于我国医疗服务收费价格背离医疗资源消耗的现况,预测结果无法真实地反映病种实际成本。深入研究并开展病种成本核算,通过统一核算单元、核算口径和核算方法,对标准成本与实际病种成本进行对比,可以较清楚地分析医院病种的运行成本,进而为医保支付结算和政府补偿政策提供科学合理的参考。

第二节 病种成本核算方法的选择及适用性

2021年出台的《公立医院成本核算规范》和《事业单位成本核算基本指引》,对公立医院病种成本核算、DRG成本核算是单独列示,并对其具体核算方法、核算步骤及相关成本报表分析内容进行了详细阐述。两个文件中病种成本和DRG成本在核算方法的方面是保持一致的,因此本书以病种成本方法为例介绍。

病种成本核算基本步骤如下:第一步,将业务部门各科室成本采用合理的分配方法分配至患者,计算每名出院患者的成本。第二步,将患者按照有关标准归入相应的病种或DRG。第三步,将某病种或DRG出院患者的成本进行加总,得出该病种或DRG总成本。第四步,对各病种或DRG患者总成本求平均,即为各病种或DRG单位成本。

其中,第一步是核算病种成本的关键步骤,即将业务部门归集的费用分配至各患者,医院可根据实际核算条件选择适宜的分配方法,包括但不限于以下方法:有参数分配法(自上而下法)、项目叠加法(自下而上法)和服务单元叠加法(收入成本比法)。

一、参数分配法(自上而下法)

1. 基本概念 参数分配法(即自上而下法),使用该方法时,将出院患者实际耗用的药品成本、单独收费的卫生材料成本直接计入该患者成本,将除此以外的科室或服务单元的成本采用参数分配法分配至患者成本,参数可以选择患

者的住院天数、诊疗时间等（图7-1）。

该方法将患者在诊疗过程发生的病房、手术麻醉、加强监护病房（ICU）、检查、检验、治疗等医疗、医技成本，按照一定的方法和系数直接分配至患者，并统计可计入每名患者的药品和单独收费的卫生材料费用，进行的病种成本核算。

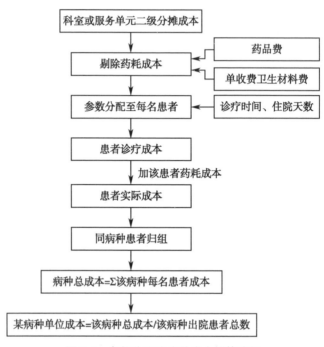

图7-1　参数分配法病种成本核算路径

2. 核算步骤

（1）统计每名患者的药品和单独收费的卫生材料费用，形成每名患者的药品、医用耗材（简称药耗）成本。

（2）将患者涉及科室或服务单元的二级分摊后成本，在剔除所有计入患者的药耗成本后，分析实际成本发生动因，采用住院天数、诊疗时间等分配参数分配到每名患者。

（3）将步骤（1）和步骤（2）成本累加，形成每名患者的成本。

（4）将同病种患者归为一组，再将组内每名患者的成本累加形成病种总成本，采用平均数等方法计算病种单位成本。

$$病种总成本 = \sum 该病种每名患者成本$$

$$某病种单位成本 = \frac{该病种总成本}{该病种出院患者总数}$$

3. 优点及局限性

（1）优点：该方法较符合现有制度的要求，并充分地利用了科室或服务单元成本核算的成果；不需要具体的医疗服务项目成本数据，避免医院投入大量的人力和物力开展医疗服务项目成本核算；基本能满足医院内部、外部的具体管理要求；该方法适用于所有已开展科室或服务单元成本核算的医院，适用范围较广，相对具有较强的可操作性。

（2）局限性：在应用该方法的过程中，科室或服务单元的划分和科室或服务单元成本分配参数的选择是核算关键。不同医院会结合自身管理实际来设置分配参数，具有一定的随意性和不可比性，且分配参数设置是否合理将很大程度影响结果的准确性。该方法更适用于单病种成本核算。

4. 案例示范

例 7-1 20XX 年 X 月，某医院心血管内科收治"经皮冠状动脉支架植入"患者 4 名，已痊愈出院。采用参数分配法，成本核算具体步骤如下。

（1）统计每名患者的药品和单独收费的卫生材料费用（表 7-1），形成每名患者的药耗成本。

表 7-1　某医院病种"经皮冠状动脉支架植入"的药品费与卫生材料费

单位：元

姓名	性别	DRG 分组编码	DRG 分组名称	药品费	卫生材料费	合计
患者 A	男	FM19	经皮冠状动脉支架植入	1 473	13 362	14 835
患者 B	男	FM19	经皮冠状动脉支架植入	2 168	14 204	16 372
患者 C	男	FM19	经皮冠状动脉支架植入	1 814	11 091	12 905
患者 D	男	FM19	经皮冠状动脉支架植入	1 976	11 578	13 554

患者 A 药耗成本 = ∑ 单独收费的药品成本 + ∑ 单独收费的卫生材料成本 = 1 473 + 13 362 = 14 835（元）

（2）将患者涉及服务单元的成本剔除所有计入患者的药品和单独收费的卫生材料费用后，采用适当的分配参数分配到每名患者。

∑ 患者分摊的服务单元成本 = ∑[（患者涉及的各服务单元成本 - ∑ 所有计入患者的该服务单元药品成本 - ∑ 所有计入患者的该服务单元单独收费的卫生材料成本）× 分配参数]

服务单元一：心血管内科一区

心血管内科一区采用实际占用总床日数作为分配参数分配到每名患者（表 7-2）。

表7-2 某医院心血管内科一区二级分摊后成本情况表

单位：元

人员 经费	单独收费的 卫生材料费	药品费	固定资产 折旧费	提取医疗 风险基金	其他运行 成本	合计
752 507	9 489 393	948 584	363 836	417 329	109 829	12 081 478

心血管内科一区实际占用总床日数共 1 863 天，其中患者 A 实际占用总床日数 7 天。

$$患者 A 分配到的心血管内科一区的成本 = \frac{\begin{array}{c}(心血管内科一区二级分摊后成本 - \\ \sum 所有计入患者的药品成本 - \\ \sum 所有计入患者的单独收费的卫生材料成本) \times \\ A 患者实际占用总床日数\end{array}}{心血管内科一区实际占用总床日数}$$

$$= \frac{(12\ 081\ 478 - 948\ 584 - 9\ 489\ 393) \times 7}{1\ 863} = 6\ 175.26（元）$$

服务单元二：介入中心

介入中心的成本采用手术时间作为分配参数分配到每名患者（表7-3）。

表7-3 某医院介入中心二级分摊后成本情况表

单位：元

人员 经费	单独收费的 卫生材料费	药品费	固定资产 折旧费	提取医疗 风险基金	其他运行 成本	合计
2 859 250	112 660 360	2 533 884	3 622 542	417 329	4 119 049	126 212 414

该月介入手术总例数为 3 761 例，手术总时长 300 880 分，其中患者 A 手术时长 90 分。

$$患者 A 分摊到的介入中心的成本 = \frac{\begin{array}{c}(介入中心二级分摊后成本 - \sum 所有计入患者的药品成本 - \\ \sum 所有计入患者的单独收费的卫生材料成本) \times A 患者手术时长\end{array}}{手术总时长}$$

$$= \frac{(126\ 212\ 414 - 2\ 533\ 884 - 112\ 660\ 360) \times 90}{300\ 880} = 3\ 295.78（元）$$

服务单元三：检验科

检验科的成本以收入作为分配参数分配到每名患者（表7-4）。

表 7-4　某医院检验科二级分摊后成本情况表

单位：元

人员 经费	单独收费的 卫生材料费	药品 费	固定资产 折旧费	提取医疗风 险基金	其他运行 成本费	合计
2 962 357	10 489 393	—	473 836	526 330	2 334 058	16 785 974

检验科收入 = 9 033 826（元）

检验科成本 = 检验科二级分摊后成本 − 药品费

− 单独收费的卫生材料费 = 6 296 581（元）

患者 A 检验收入为 3 600 元

患者 A 分摊到的检验科成本 = 患者A检验收入 × $\dfrac{检验科二级分摊后成本}{检验科收入}$

$$= 3\ 600 \times \frac{6\ 296\ 581}{9\ 033\ 826} = 2\ 509.20（元）$$

其他相关服务单元：其他服务单元按一定参数分摊到患者，分摊到的功能科成本 1 800 元，医学影像中心成本 1 400 元，得到患者 A 的其他单元分摊成本共 3 200 元。

（3）将步骤（1）和步骤（2）成本累加形成患者 A 的病种成本。

患者 A 的病种成本 = $\sum$ 患者分摊的各服务单元成本 + $\sum$ 药品成本

+ $\sum$ 单独收费的卫生材料成本

= 6 175.26 + 3 295.78 + 2 509.20 + 3 200 + 1 473 + 13 362

= 30 015.24（元）

（4）将同病种患者归为一组，然后将组内每名患者的成本累加形成病种总成本。

病种总成本 = $\sum$ 该病种每名患者成本 = 患者 A 的病种成本

+ 患者 B 的病种成本 + 患者 C 的病种成本 + 患者 D 的病种成本

= 30 015.24 + 36 908 + 28 600 + 31 240 = 126 763.24（元）

（5）采用出院患者人数计算病种每单位成本。

病种每单位成本 = $\dfrac{该病种总成本}{该病种出院患者总数}$

$$= \frac{126\ 763.24}{4} = 31\ 690.81（元）$$

二、项目叠加法（自下而上法）

1. 基本概念　项目叠加法（即自下而上法）是以医疗服务项目成本为基础，

将出院患者实际发生的医疗服务项目成本、药品成本和可单独收费的卫生材料成本进行加总,进而核算病种成本的一种方法(图7-2)。使用时可以按照不同目的,选择按照实际临床操作或临床规范下的项目进行叠加。

各医疗服务项目成本的准确计算是该方法的关键点,医院要明确并统一医疗服务项目成本测算的标准和方法。

2. 核算步骤

(1)将医疗服务项目成本、药品成本、单独收费的卫生材料成本对应到每名患者后,形成每名患者的病种成本。

某患者病种成本=∑(核算期间该患者某医疗服务项目工作量×该医疗服务项目每单位成本)+∑药品成本+∑单独收费的卫生材料成本

(2)将同病种患者归为一组,然后将组内每名患者的成本累加形成病种总成本,采用平均数等方法计算病种每单位成本。

$$病种总成本=\sum 该病种每名患者成本$$

$$某病种每单位成本=\frac{该病种总成本}{该病种出院患者总数}$$

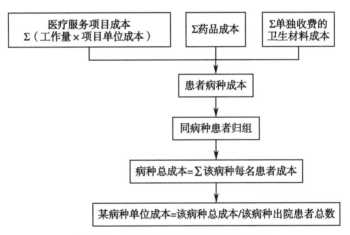

图7-2 项目叠加法病种成本核算路径

3. 优点及局限性

(1)优点:在已开展医疗服务项目成本核算的医院使用该方法核算病种成本时,由于在医疗服务项目成本中已经是全成本,既包括直接成本也包括间接成本,因此在核算病种成本时不必再进行分摊,减少了核算过程的随意性;核算结果可用于成本结构的分析、临床路径管理和政府指导定价;该方法适用于已全面开展医疗服务项目成本核算的医院。

（2）局限性：医院必须对所有医疗服务项目进行成本核算，核算工作量较大，短时间内无法完成核算，也难以进行动态调整；对没有开展医疗服务项目成本核算的医院，该方法不适用。

4. 案例示范

例 7-2 20XX 年 X 月，某医院血液内科接诊多发性骨髓瘤患者 3 名，已痊愈出院。采用自下而上法，成本核算具体步骤如下。

（1）计算 A 患者医疗服务项目成本 = $\sum$（该患者某医疗服务项目工作量 × 该医疗服务项目每单位成本），得 A 患者医疗服务项目总成本 6 000 元，见表 7-5。

表 7-5　某医院 A 患者医疗费用明细及成本

名称	工作量/次 (1)	单价/元 (2)	收费总金额/元 (3)=(1)×(2)	每单位成本/元 (4)	总成本/元 (5)=(1)×(4)
一级护理	8	10	80	8	64
动静脉置管护理	7	9	63	7	49
病房取暖费	7	3	21	2	14
住院诊查费	7	3	21	2	14
肌内注射/皮下注射	15	1.20	18	1	15
铁蛋白测定	1	50	50	40	40
叶酸测定（化学发光法）	1	70	70	60	60
超敏C反应蛋白测定	1	16	16	12	12
尿液分析	1	7	7	5	5
异常白细胞形态检查	1	4	4	3	3
淋巴细胞免疫分析	5	50	250	40	200
X 射线计算机体层摄影/CT 平扫	1	230	230	200	200
彩色多普勒超声常规检查	1	42	42	30	30
常规心电图检查	1	5	5	4	4
磁共振弥散成像	4	200	800	175	700
左心功能测定	1	46	46	30	30
……					
合计			6 470		6 000

（2）B 患者和 C 患者用以上同样方法计算出医疗服务项目总成本为：B 患者 5 000 元，C 患者 7 000 元。

（3）计算 3 位患者的病种成本

3 位患者的病种成本 = $\sum$ 医疗服务项目成本 + $\sum$ 药品成本 + $\sum$ 单独收费的卫生材料成本

得出 3 位患者的病种成本分别为 12 229 元、9 508 元、13 200 元，病种总成本共计 34 937 元,见表 7-6。

表 7-6 某医院 A、B、C 三位患者病种成本情况

单位:元

患者	医疗服务项目成本(1)	药品成本(2)	单独收费的卫生材料成本(3)	合计(4)=(1)+(2)+(3)
A 患者	6 000	5 894	335	12 229
B 患者	5 000	4 300	208	9 508
C 患者	7 000	5 600	600	13 200
合计	**18 000**	**15 794**	**1 143**	**34 937**

(4)计算病种每单位成本

$$病种每单位成本 = \frac{病种总成本}{出院患者总数} = \frac{34\ 937}{3} = 11\ 645.67(元)$$

三、服务单元叠加法(成本收入比法)

1. 基本概念　服务单元是指以医院为患者提供的医疗服务内容类别为基础而设置的成本核算单元,如重症监护、手术、药品、耗材等服务单元。服务单元根据功能可细化为病房服务单元、病理服务单元、检验服务单元、影像服务单元、诊断服务单元、治疗服务单元、麻醉服务单元、手术服务单元、药品供应服务单元、耗材供应服务单元等。

服务单元叠加法(成本收入比法)以服务单元的收入和成本为基础计算病种成本,通过计算医院为患者提供的各服务单元的成本收入比值,利用该比值将患者层面的收入转换为成本(图 7-3)。该方法运用时应注意以下关键点。

一是确定服务单元。服务单元是指以医院为患者提供的医疗服务内容类别为基础而设置的成本核算单元,如病区、ICU、手术、检查、检验、药品、耗材等服务单元,具体可结合医院管理实际进行设置。通常,服务单元可以为单独科室或病区,也可以是同一服务类别的几个单元,如临床医学诊断中心服务单元就包括免疫生化室、微生物室、临床检验室等提供相同类别服务的科室。

二是统计患者医疗费用明细。患者医疗费用明细是核算的关键,须明确到具体的医疗服务项目及相应数量,通过患者医疗费用明细,明确服务单元,为下一步成本分摊提供准确的数据支撑。

三是确定服务单元的成本口径。实践工作中,一般以二级分摊后的临床住院科室成本和医疗技术类科室成本为计算基础,将其成本归集到各服务单元,形成成本中心;同时将住院病案首页收入归集到各服务单元,形成收入中心。通过计算医院

各服务单元的总成本与总收入,计算各服务单元的成本收入比,从而核算病种成本。

2. 核算步骤

(1)统计该病种患者医疗费用明细,并确定相应服务单元。

(2)计算各服务单元的成本收入比值。

　　　某服务单元成本收入比=该服务单元成本/该服务单元收入

假如单独设立药品、耗材服务单元,计算成本收入比时,相关服务单元收入、成本应同步剔除相应药品、单独收费的卫生材料的收入和成本。

(3)计算患者病种成本。

某患者病种成本=∑(该患者某服务单元收入×该服务单元成本收入比)

(4)将同病种患者归为一组,然后将组内每名患者的成本累加形成病种总成本,计算病种每单位成本。

$$病种总成本=\sum 该病种每名患者成本$$

$$某病种每单位成本=\frac{该病种总成本}{该病种出院患者总数}$$

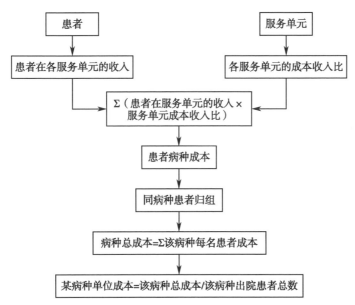

图7-3　服务单元叠加法病种成本核算路径

3. 优点及局限性

(1)优点:成本收入比法数据来源均为医院既有资料,具有方便收集、核算过程简单、病种覆盖面广的特点,有较强的可操作性。成本核算结果可以根据医院的管理目标进行不同维度的分析,具有较高应用价值。

（2）局限性：服务单元的设置是成本收入比法的关键，如果服务单元的设置不合理或者过于粗放，计算出的病种成本准确性将大幅降低，影响后续的多维度分析。同时，该方法是建立在收入与成本相匹配的假设基础上，当医疗服务项目价格偏离成本较大，或各医疗服务项目收入补偿率存在很大区别时，病种成本准确性也将受到影响。

4. 案例示范

例 7-3 20XX 年 X 月，某医院血液内科接诊多发性骨髓瘤患者 3 名，已痊愈出院。采用成本收入比法，成本核算具体步骤如下。

（1）通过病案系统，统计患者医疗服务明细，并划分服务单元。

其中，A 患者医疗费用合计 12 699 元，费用明细详见表 7-7；结合医院管理实际，划分 6 个服务单元，具体如下。

1）血液内科病区：患者 A 相应收入 501 元。

2）医学影像中心：患者 A 相应收入 3 030 元。

3）功能科：患者 A 相应收入 932 元。

4）临床医学检验诊断中心：患者 A 相应收入 2 007 元。

5）药品单元：患者 A 相应收入 5 894 元。

6）单独收费卫生材料单元：患者 A 相应收入 335 元。

表 7-7 某医院 A 患者医疗费用明细

单位：元

收费类别	费用执行的服务单元	金额
床位费	血液内科病区	18
诊疗费		21
治疗费		284
取暖费		35
护理费		143
检查费	医学影像中心	3 030
	功能科	932
化验费	临床医学检验诊断中心	2 007
西药费	血液内科病区	4 276
中药费	血液内科病区	1 618
卫生材料费	医学影像中心	24
	功能科	24
	临床医学检验诊断中心	241
	血液内科病区	46
合计		**12 699**

（2）计算各服务单元成本收入比值。

$$某服务单元成本收入比 = \frac{该服务单元成本}{该服务单元收入}$$

计算成本收入比时，成本为科室二级分摊后的成本；收入为科室执行收入；同时，除药品单元、单独收费卫生材料单元以外的服务单元，收入、成本应同步剔除相应药品、单独收费的卫生材料的收入和成本，见表7-8。

表7-8　某医院服务单元成本收入比

服务单元	科室	服务单元成本/元（1）	服务单元收入/元（2）	成本收入比/%（3）=（1)/（2）
血液内科病区	血液内科	954 224	666 497	143.17
医学影像中心	CT室、DR室等	4 657 745	7 574 801	61.49
功能科	心电图室、心脏扇扫室等	2 994 430	4 550 805	65.80
临床医学检验诊断中心	临床检验室、生化室等	2 583 668	4 385 788	58.91
药品单元	药房	48 952 952	45 622 509	107.30
单独收费卫生材料单元	所有涉及科室	42 538 635	42 538 635	100

（3）计算A患者的病种成本=∑（该患者在各服务单元收入×该服务单元成本收入比）=11 035.27元，见表7-9。

表7-9　某医院A患者的病种成本情况

服务单元	科室	患者收入/元（1）	成本收入比/%（2）	患者成本/元（3）=（1)×（2）
血液内科病区	血液内科	501	143.17	717.28
医学影像中心	CT室、DR室等	3 030	61.49	1 863.15
功能科	心电图室、心脏扇扫室等	932	65.80	613.26
临床医学检验诊断中心	临床检验室、生化室等	2 007	58.91	1 182.32
药品单元	药房	5 894	107.30	6 324.26
单独收费卫生材料单元	所有涉及科室	335	100	335.00
合计		12 699		11 035.27

（4）B患者和C患者采用以上同样方法计算出病种成本为：B患者10 095元，C患者12 651元。

（5）计算病种总成本 =∑该病种每名患者成本

$$= 11\ 035.27 + 10\ 095 + 12\ 651 = 33\ 781.27（元）$$

（6）计算病种每单位成本

$$= \frac{病种总成本}{出院患者总数} = \frac{33\ 781.27}{3} = 11\ 260.42（元）$$

四、其他核算方法

根据文献查询和医院实际工作，病种成本核算还使用过作业成本法、回顾性调查研究法、临床路径法。

其中，2020 年云南财经大学学者以云南省 A 医院为例，运用作业成本法对阑尾炎病种进行了成本核算；同年，河南省人民医院基于医院实践，对基于作业成本法进行 DRG 成本核算进行探讨、总结。2020 年，南方医科大学南方医院学者使用临床路径法对 5 个治疗方案相对明确、技术相对成熟、诊疗费用相对稳定、疾病诊疗过程变异相对较少的病种进行了病种成本实证分析。

另外，除单独研究某一方法外，更多文献运用两种及以上病种成本核算方法，对核算结果及合理性进行了对比分析。如 2019 年四川大学华西医院使用了 5 种病种成本核算方法对"乳腺包块"病种成本进行核算，并对这 5 种方法进行了综合的评价；2020 年北京大学人民医院使用成本收入比法、临床路径法对 2019 年 5 家样本医院的 5 类病种进行了成本核算和测算方式比较。

（一）作业成本法

1. 基本概念　作业成本法是指基于作业进行的成本核算和财务管理方法。运用作业成本法核算病种成本过程中，作业是指为了实现疾病诊治目的，以患者为主体消耗了一定资源的医疗及护理工作，如手术、查房、会诊、输液、换药等，病种作为最终"产品"，核算基本思路为"产品消耗作业，作业消耗资源"，首先对作业进行识别划分，然后根据资源成本动因将成本分配到作业，再根据作业成本动因将作业成本归集至病种（图 7-4）。

2. 核算步骤

（1）确定作业流程：采用实地调查、组织访谈、专家咨询相结合的方法，按照同一产出、有利于成本管理和便于数据采集的原则，对作业进行合理划分。

病种作业一般可分为诊断作业、检查作业、治疗作业、病理作业、住院护理作业等，每类作业具体又可以进行细分，如检查作业中超声放射作业可细分为登记作业、检查作业、图文报告作业等。实际工作中，结合病种特点，作业也可以按医疗服务项目来划分，这种思路下的作业成本法，类似于医疗服务项目叠加法。

（2）明确成本基础数据：该方法一般以科室二级分摊后的成本为基础，即以行政后勤、医疗辅助科室分摊之后的成本为基础数据；具体成本项目包括人员经费、卫生材料费、药品费、固定资产折旧费、无形资产摊销费、提取医疗风险基金、其他费用。

（3）归集资源至作业：作业消耗的资源分为直接成本和间接成本，先将可以直接计入或计算后计入作业的直接成本直接追溯进作业，对于无法直接计入作业的间接成本，选择不同的资源动因向科室内各作业分摊，形成作业成本。单独收费的药品和卫生材料费用直接计入病种成本，不进行归集分摊。

（4）归集作业成本至各病种：根据作业成本库，选择合适的作业成本动因分摊至成本对象，例如病理作业成本按标本切片数分配至各病种。

（5）计算病种成本：以临床路径为基础，确定病种消耗的作业链，汇总作业链中各作业的成本，确定病种总成本；再结合病种例数，计算病种每单位成本。病种每单位成本＝病种总成本／病种例数。

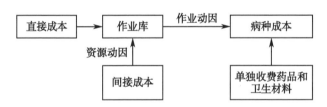

图 7-4　作业成本法病种成本核算路径

3. 优点及局限性

（1）优点：作业成本法从消耗资源的每一个作业环节考虑，关注成本发生的前因后果，注重间接成本分配，使得成本信息更加准确可靠，核算方法也更科学合理，避免了传统成本核算方法使用单一的分配标准；同时，成本核算结果能够科学分析病种作业的价值和成本发生的必要性，有助于优化病种作业流程，对低效率作业进行改进，对重要作业进行完善，实现作业的整体优化。

（2）局限性：每位患者实际治疗过程均存在一定差异，病种的复杂程度不同，后期并发症也各不相同，因此在确定病种治疗流程时要考虑全面，且要进行多次临床验证，提高病种治疗流程的准确性和可操作性；同时，成本核算过程中作业划分和动因选择等工作复杂，且作业划分越精细，成本核算难度就越大，实施成本就越高。由于作业成本法程序复杂，一般适用于间接成本占全部成本比重较大、作业环节较多的病种。

（二）回顾性调查研究法

1. 基本概念 回顾性调查研究法是对已有资料进行的回顾性调查，以现在为结果，回溯、调查过去情况的研究方法。通过回顾性调查研究法核算病种成本，是以病种为核算对象，对病种不加干预的回顾性调查，依靠患者病案统计和病种医疗费用明细，通过统计方法对治疗过程中各项目成本进行整理、归集，核算平均病种成本（图7-5）。

2. 核算步骤

（1）对采集数据进行清洗治理，利用SPSS等统计软件处理数据，得出不同病种分型的诊疗常规专家咨询表。

（2）在回顾性调查资料的基础上，通过向专家反复咨询，得出按病种分型的标准诊疗常规，包括药品、化验、特殊检查、治疗、手术、住院天数等。

（3）根据标准诊疗常规，结合现有成本基础数据，核算病种成本。病种成本的计算公式为：

病种成本＝标准住院天数×该病种标准床日成本＋∑某诊疗项目每单位标准成本（化验、检查、手术）×该病种的标准服务次数＋标准药品成本＋标准卫生材料成本

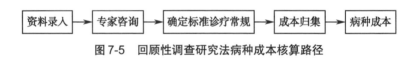

图7-5 回顾性调查研究法病种成本核算路径

3. 优点及局限性

（1）优点：回顾性调查研究法是对过去历史资料的处理和反映，资料收集方便，核算方法简便，实际工作中，适用范围较广；同时，该方法是在标准诊疗常规下核算的病种成本，可以分析医院成本与实际补偿之间的差异，为政策部门确定和调整病种偿付标准或补偿政策提供依据，为医院成本管控目标提供数据支撑。

（2）局限性：应用该方法的医院需具备较完善的可供回顾的医疗及财务相关信息记录；同时，该方法不能对比分析不同科室、不同诊疗组、不同医师实际病种成本的差异，不利于具体绩效考核指标的制定和管控措施的实施。

（三）临床路径法

1. 基本概念 临床路径是一种全新的临床服务模式，是针对特定的疾病，综合各相关部门和临床科室医务人员意见共同制订的最恰当的临床服务计划。

其目的在于控制医疗成本消耗、减少医疗资源的浪费、减轻患者负担,使患者获得较高的、持续改进的医疗服务质量。临床路径的开展有利于单病种付费改革的推进,最大限度地整合、节约社会资源。目前,我国大多数公立医院已经按照ICD-10标准确定疾病名称分类,同时按ISO 9000国际标准制订病种临床路径,开展临床路径试点工作。

使用临床路径法核算病种成本,是以病种临床路径为基础进行的病种成本核算。该方法将病种成本分为临床路径成本和基本成本,也就是直接成本和间接成本,直接成本是对患者每日住院各项诊疗项目成本的叠加,间接成本则是对公摊费用依据一定分摊参数计入,分摊参数依据不同成本项目进行选择(图7-6)。

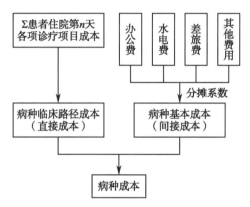

图7-6　基于临床路径法病种成本核算路径

2. 核算步骤

(1)明确病种临床路径:分析患者住院中每一天发生的各种医疗项目(包括药品费、卫生材料费)及频次。

(2)病种临床路径成本归集:结合病种临床路径,对患者每日住院各项诊疗项目进行成本核算并叠加归集。

病种临床路径成本=患者住院第1天各诊疗项目成本小计+患者住院第2天各诊疗项目成本小计+……+患者住院第n天各诊疗项目成本小计

(3)病种基本成本的分摊:病种基本成本是发生于病种的、不能直接计入病种临床路径的间接成本,一般包括办公费、水电费、差旅费、培训费等管理费用。

如果病种临床路径成本核算中,各诊疗项目成本即为全成本,则不存在病种间接成本的分摊环节。

(4)计算病种成本:病种成本=病种临床路径成本+病种基本成本。

3. 优点及局限性

（1）优点：基于临床路径法的病种成本，可以分析医院成本与实际补偿之间的差异，为政策部门确定和调整病种偿付标准或补偿政策提供依据，同时为医院、学科重点发展病种、临床路径的优化调整提供科学数据支撑。

（2）局限性：临床路径制订的科学性直接影响病种成本核算结果的准确性。而实际临床工作中，因患者个体的差异及不同医师对病种的治疗差异，病种诊疗过程具有复杂性和不确定性，病种临床路径制订需要临床医务工作者的积极配合和多次反复论证。所以，该方法适用于已实施临床路径、病情较单一的单病种成本核算，不适用于复杂病种的成本核算。

五、病种成本核算方法适用性对比

通过以上的叙述，病种成本核算方法各有特点，彼此存在明显的区别，又存在一定内在联系。在具体核算方法选择时，结合医院实际，可以采取其中一种或多种方法进行使用。下面分别从核算基础、核算关键、适用条件、适用范围及核算结果五个方面进行对比分析，见表 7-10。

表 7-10 病种成本核算方法对比表

方法	核算基础	核算关键	适用条件	适用范围	核算结果
参数分配法（自上而下法）	以科室成本为基础	科室的划分和科室成本分摊参数的选择	医院已开展科室成本核算	所有病种	实际成本
项目叠加法（自下而上法）	以医疗服务项目成本为基础	医疗服务项目成本的准确核算	医院已开展医疗服务项目成本核算	所有病种	实际成本
服务单元叠加法（成本收入比法）	以科室或服务单元成本为基础	服务单元的设置	医院已开展科室或服务单元成本核算	所有病种	实际成本

第三节　基于时间驱动的项目叠加法——DRG 成本核算综合案例分享

我国医疗保险付费制度正在从按医疗服务项目付费的后付制逐渐过渡到按病种、DRG、DIP 付费等预付制，无论是病种、DRG，还是 DIP，其构成的基础单元均是医疗服务项目和单独收费的药品和卫生材料。因此，使用自下而上法，即项目叠加法进行病种、DRG 或者 DIP 的成本核算,核算结果更易比较相同病种不同路径成本差异和不同医院相同病种成本差异,有益于对医疗服务流程的改进,是比较合理的方法。

但是,医疗服务项目成本核算难度较大,成为该方法开展的瓶颈。目前的医疗服务项目成本核算方法开展均需要收集大量的数据,尤其是作业成本法,将复杂的医疗服务项目再细分为作业,且管理维度又很难达到,导致核算难度进一步加大。因此,本书认为在现有医疗服务项目成本核算办法都相对复杂的情况下,应适应新的发展要求,结合各方法的优势,取长补短,探索、创新更加适宜、简便、快速的方法。

(一)案例医院现状及病种选择

案例医院是一家三级甲等医院,占地面积 3.4 万平方米,建筑面积 12 万平方米,编制床位 1 200 张,年住院量近 6 万人次。案例科室选择成本清晰、开展医疗服务项目多的脊柱科和医技科室,以科室全成本作为案例基础数据。DRG 案例病种的选取上,以该院优势学科且病例数量多的"IB2- 脊柱融合术"作为对象。

方法首先核算科室成本,然后划分服务单元并确定项目时间,以时间驱动法计算项目成本后,最后按照病组中患者病案进行叠加后得到患者成本,求平均得到 DRG 成本。

(二)科室成本的处理

1. 剔除单独收费药品、卫生材料费 该院药品采取零加成政策,因此费用和成本相等。而卫生材料费当中包括一部分不单独收费的低值耗材,因此需要剔除单独收费卫生材料费。以脊柱一区科室为例,其卫生材料费二级分摊成本为 168.21 万元,由 HIS 导出该科室单独收费的卫生材料费为 149.64 万元,剔除后结果为 18.57 万元。

2. 剔除物耗类项目成本 物资消耗(以下简称"物耗")类项目一般包括床位费、吸氧费和输血费等。基于时间驱动的项目叠加法主要以人员操作时间作为成本动因,而物耗类成本占比少且不涉及人员操作,因此由专家咨询得到该部分类别的成本比例,按照"以收定支"方式得到成本。再按照科室成本的原始比例,从各项成本中剔除。脊柱一区物耗类收费由 HIS 导出为 18.81 万元,成本比例为 0.8,因此物耗总成本为 15.05 万元,将无形资产摊销、医疗风险金科目所含成本归入其他费用。

确定物耗成本后,计算各成本分项占二级分摊总成本的"剔除比例",再用物耗成本乘以对应成本分项的"剔除比例"得到该项成本的"物耗成本剔除值"，最后从原始的二级分摊成本减去剔除值得到"剔除后结果"。例如，医师的直接人员成本为 66.42 万元，占二级分摊总成本的 55.35%，物耗总成本为 15.05 万元，物耗成本剔除值为 15.05×55.35% = 8.33 万元，剔除后结果为 66.42 − 8.33 = 58.09 万元（表 7-11）。

表 7-11　脊柱一区物耗类项目成本剔除过程

成本名称		二级分摊成本/万元	剔除比例/%	物耗成本剔除值/万元	剔除后结果/万元
人员经费直接成本	医师	66.42	55.35	8.33	58.09
	护士	3.25	2.71	0.41	2.85
	医技	0	0	0	0
人员经费间接成本		13.56	11.3	1.7	11.85
卫生材料费		18.57	15.48	2.33	16.24
固定资产折旧		11.83	9.86	1.48	10.35
其他费用		6.36	5.3	0.8	5.56
二级分摊总成本		119.99	100	15.05	104.94

（三）确定项目时间

采取《全国医疗服务项目价格规范 2012 版》（简称《项目规范》）的"基本人力消耗及耗时"作为项目时间确定的基本依据。首先划分服务单元，确定基准项目，其时间取自《项目规范》，其中基准项目当量为 1，其他项目当量为其与基准项目价格比，以此确定所有项目消耗。

1. 划分项目服务单元、确定基准项目　整合医院的项目类别划分为每组 20~100 个项目的项目服务单元，确定原则为相似性，即医务人员构成相似、业务流程相近、所需专用设备相近、耗费资源相似。除采取专家咨询进行划分外，也可参考医院的收费类别、核算类别，以及《项目规范》的类别设置进行划分。

案例医院共划分为 62 个服务单元，例如"手术"的收费类别下，分为"鼻口咽部、耳部、肌肉骨骼、泌尿……"等不同系统，对肌肉骨骼等项目数量大的系统，又按照手术形式分为"包扎固定、切除切开、松解吻合等"不同服务单元。取服务单元内服务量最大、带有"常规、普通"等字眼的项目为基准项目，见表 7-12。

表 7-12　案例医院部分项目服务单元及基准项目示意

收费类别	项目服务单元名称	项目数量/人次	基准项目	月服务量/次
手术	鼻口咽部	56	低位阻生牙拔除术	718
手术	耳部	21	鼓膜切开术（普）	57

续表

收费类别	项目服务单元名称	项目数量/人次	基准项目	月服务量/次
手术	肌肉骨骼-包扎固定	35	手外伤清创术	238
手术	肌肉骨骼-切除切开	46	关节滑膜切除术	138
手术	肌肉骨骼-松解吻合等其他手术	101	椎管扩大减压术	341
……	……	……	……	……

2. 项目时间的确定 基准项目时间和低值耗材点数取自《项目规范》，其当量为"1"；其他项目的时间估算，默认定价合理且考虑了资源消耗，以价格比作为当量系数，以当量系数与基准项目资源消耗相乘得到各项目操作时间。肌肉骨骼手术中的"松解吻合等"项目服务单元，部分项目的资源消耗，见表7-13。

表7-13 案例医院部分项目时间消耗情况

项目名称	单价/元	当量	医师时间/分	护士时间/分	医技时间/分	低值耗材点数
椎管扩大减压术（基准项目）	**1 550**	**1.00**	**960.00**	**480.00**	**240.00**	**5.00**
腰椎间盘突出摘除术	1 400	0.90	867.10	433.55	216.77	4.52
经皮椎体成形术	2 466	1.59	1 526.28	763.14	381.57	7.95
椎管扩大减压术（根管加收）	620	0.40	383.89	191.94	95.97	2.00
椎间盘髓核摘除术	3 900	2.52	2 412.97	1 206.49	603.24	12.57
……	……	……	……	……	……	……

3. 时间分配 按照医院情况分配人时。项目时间估算按照《项目规范》中医师、医技、护士等不同操作时间，按照实际情况进行人时的分配。

此外，对于手术麻醉类协作服务单元须特殊处理。多数医技科室作为执行科室只提供一部分护士，手术医师则由开单科室提供进行操作，因此需要将规范中的医师操作时间分配至开单科室，规范中的护士操作时间一半分配至开单科室的护士，一半分配至执行科室的护士（若执行科室是医技科室没有护士，则分配至该科室的医技），规范中的医技操作时间分配至执行科室（若执行科室是临床科室没有医技，则分配至该科室的护士）。

4. 按照满负荷时间计算调整系数 将项目的人员操作时间总和，与科室医师、护士、医技人数按照每天8小时计算的满负荷时间比较，若时间总和大于满负荷时间，则需要二者相除计算调整系数。人员经费的单位时间成本计算，其估算时间应包括该科室作为项目的开单科室和执行科室的人员操作时间总和。该科室共有8名医师，16名护士，以22个工作日计算，医师的月满负荷时间为

84 480 分钟，护士满负荷时间为 168 960 分。

$$人员经费时间调整系数（t'）=\frac{科室满负荷时间}{\sum（作为执行科室时间+作为开单科室时间）}$$

其中，医生 $t'=\dfrac{84\ 480}{221\ 276.15+201\ 123.7}=0.20$

护士 $t'=\dfrac{168\ 960}{314\ 271.81+142\ 807.055}=0.37$

其他成本类别的单位时间成本计算，只分摊该科室作为执行科室时所消耗的固定资产折旧、其他费用等，因此估算时间只含该科室作为项目执行科室的人员操作时间总和。

$$物耗成本时间调整系数（T'）=\frac{科室满负荷时间}{\sum 作为执行科室时间}$$

其中，医生 $T'=\dfrac{84\ 480}{221\ 276.15}=0.38$

护士 $T'=\dfrac{168\ 960}{314\ 271.81}=0.54$

（四）项目成本核算

1. 计算单位时间成本　以科室的满负荷时间作为主要动因，计算各成本科目的单位时间成本。医师、护士满负荷时间为 84 480 分钟、168 960 分钟，科室总满负荷时间为 253 440 分钟。（表 7-14）

未单独收费的卫生材料成本通过调整系数进行计算，即通过科室内开展的医疗服务低值耗材点数对应的平均值（如《项目规范》的低值耗材点数 2 对应 5～10 元，平均值为 7.5 元）与服务量相乘并累加得到科室理论卫生材料费，若大于实际卫生材料成本，则相除得到卫生材料调整系数。如脊柱一区的理论卫生材料费为 16.17 万元，卫生材料实际二级成本为 16.24 万元，调整系数为 0.72。

表 7-14　案例医院单位时间成本计算

名称	直接人员经费			间接人员经费	固定资产折旧	其他费用
	医师	护士	医技			
成本/万元	58.09	2.85	0	11.85	10.35	5.56
分配动因	医师时间	护士时间	医技时间	科室总时间	科室总时间	科室总时间
动因总量/分	84 480	168 960	0	253 440	253 440	253 440
单位时间成本/（元·分$^{-1}$）	6.88	0.17	0	0.47	0.41	0.22

2. 项目成本核算　项目成本＝项目调整后时间×单位时间成本＋药品材料费×调整系数

以脊柱科一区和麻醉手术室协作完成的椎管扩大减压术为例,该项目耗费开单科室医师、护士操作时间为960分钟和240分钟,执行科室医技操作时间480分钟。脊柱科一区医师和护士的人力时间调整系数为0.20和0.37,物耗时间调整系数为0.38和0.54;手术室的医技人力和物耗时间调整系数都为0.15。因此,得到该项目的开单科室医师和护士人力调整时间为192分钟和88.71分钟,开单科室的人力调整总时间为280.72分钟,二者的物耗调整时间为366.51分钟和129.03分钟,开单科室物耗调整总时间为495.54分钟;执行科室的医技人力和物耗调整时间均为72.16分钟,其人力和物耗调整总时间也为72.16分钟。椎管扩大减压术及部分手术项目的成本示例见表7-15。

表7-15　案例医院部分手术类项目成本示例

单位:元

医疗服务项目	人员经费直接成本	人员经费间接成本	卫生材料成本	固定资产折旧	其他费用	总成本
椎管扩大减压术	1 475.17	135.88	2.68	25.05	29.23	1 668.01
腰椎间盘突出摘除术	1 333.41	118.68	2.68	22.64	26.42	1 503.83
经皮椎体成形术	2 345.34	208.75	8.58	39.82	46.48	2 648.97
椎管扩大减压术(根管加收)	589.91	52.50	0.79	10.02	11.69	664.91
椎间盘髓核摘除术	3 707.86	330.03	10.18	62.96	73.48	4 184.51
……	……	……	……	……	……	……

（1）人员直接成本

人员直接成本＝开单科室直接人员成本＋执行科室直接人员成本
$$＝192×6.88＋88.71×0.17＋72.16×1.94$$
$$＝1\,475.17（元）$$

（2）人员间接成本

人员间接成本＝开单科室间接人员成本＋执行科室间接人员成本
$$＝280.72×0.46＋72.16×0.06$$
$$＝135.88（元）$$

（3）卫生材料成本

卫生材料成本＝卫生材料费理论成本×调整系数＝25×0.107＝2.68（元）

（4）固定资产折旧

固定资产折旧＝执行科室物耗总时间×执行科室固定资产单位时间成本

$$＝72.16×0.35＝25.05（元）$$

（5）其他费用成本

其他费用成本＝执行科室物耗总时间×执行科室其他费用单位时间成本

$$＝72.16×0.41＝29.23（元）$$

（6）单次项目二级成本

$$单次项目二级成本＝\sum 各分项成本科目＝1\,668.01（元）$$

（五）DRG 成本核算

将 DRG 的患者住院病历导出，其中该院药品成本等于药品收费，物耗类项目成本为其收费乘以成本比例，其他医疗服务项目成本采取以上方法算得，按照病历叠加项目成本得到患者成本，再将 DRG 组内患者成本求平均得到 IB 21、IB 23 和 IB 25 的 DRG 成本（表 7-16）。

表 7-16　DRG 成本示例

DRG 病组名称	患者例数 / 例	项目成本叠加合计 / 万元	DRG 成本 / 万元	患均收费总计 / 万元	收入成本比 /%
IB 21- 严重并发症	3	19.17	6.39	6.26	97.97
IB 23- 伴并发症	41	257.76	6.29	6.57	104.45
IB 25- 不伴并发症	30	177.31	5.91	6.15	104.06

第八章

医院成本报表与分析

为更好地利用医院成本信息,开展成本核算的医院应当按照要求定期形成成本报表和成本分析报告,分析成本核算结果和成本控制情况。成本报表数据应当客观、真实、准确。医院应当至少每年产出年度成本核算分析报告对外报送,并按照医院成本管理需求开展内部成本分析,制订成本管理规划,为管理者决策提供数据支撑。

第一节 医院成本报表

医院成本报表体系是指医院为了满足外部部门使用和内部管理需要编制的如实反映医院成本信息、成本形成过程和成本变化的一系列表单的总称。医院成本报表体系包括科室成本核算报表、诊次成本报表、床日成本报表、医疗服务项目成本核算报表、病种成本核算报表和 DRG 成本核算报表体系。医院成本报表体系既服务于医院内部管理,也应用于医院外部政策制定。首先,医院成本报表反映医院成本管理工作的关注点,是由一系列医院业务和管理活动中关注的成本信息按特定的规则归集形成,成本报表所列示的成本信息是为了满足医院不同业务部门和不同管理层对成本信息的需求。其次,成本报表是一系列有逻辑的成本表单展示,体现医院业务活动耗费情况,既能反映医院总体资源消耗的情况,也能按照科室、项目、病种等逐级展开和延伸,帮助不同层级和业务需求的报表使用者进行分析和决策。最后,成本报表不仅体现实际发生的成本水平,还反映成本的构成和形成过程,帮助报表分析者快速了解成本形成的因素,为医院的成本管理提供有针对性的、及时性的成本信息,助力管理者科学地进行成本分析和成本决策。

一、科室成本核算报表体系

科室成本核算报表体系由对外报送报表和医院内部管理报表组成。

（一）对外报送报表

对外报送报表指医院按照相关政府主管部门要求报送的成本报表，主要包括医院科室直接成本表（医疗成本）、医院临床服务类科室全成本表（医疗成本）、医院临床服务类科室全成本构成分析表等。

科室成本核算对外报送报表是为了满足相关政府主管部门对公立医院成本总体情况、成本结构和科室成本形成过程的信息需求而编制的报表。其作用如下：一是通过报表直观反映科室直接成本、全成本和成本构成，如人员经费占科室成本的比率；二是体现医院临床科室全成本的形成过程；三是体现医院临床科室成本与收入的配比关系，反映医院收入与耗费的比例关系，如万元医疗收入卫生材料支出比例等（表8-1）。

表8-1　科室外部报送成本报表列表

编号	报表名称	编制期	依据
科室01表	医院科室直接成本表（医疗成本）	月度、年度	《公立医院成本核算规范》
科室03表	医院临床服务类科室全成本表（医疗成本）	月度、年度	《公立医院成本核算规范》
科室05表	医院临床服务类科室全成本构成分析表	月度、年度	《公立医院成本核算规范》

注：本表只列示了报表名称，详细报表内容见《公立医院成本核算规范》。

（二）内部管理报表

内部管理报表指医院为满足内部管理需要而编制的成本报表。在《公立医院成本核算规范》中规定了部分对内报表，主要包括医院科室直接成本表（医疗全成本和医院全成本）、医院临床服务类科室全成本表（医疗全成本和医院全成本）、医院科室成本分摊汇总表等（表8-2）。

表8-2　科室内部管理成本报表列表

编号	报表名称	编制期	依据
科室02表	医院科室直接成本表（医疗全成本和医院全成本）	月度、年度	《公立医院成本核算规范》
科室04表	医院临床服务类科室全成本表（医疗全成本和医院全成本）	月度、年度	《公立医院成本核算规范》
科室06表	医院科室成本分摊汇总表	月度、年度	《公立医院成本核算规范》

内部管理成本报表是科室成本报表的延伸和递进，提炼医院科室成本报表使用者更关注的成本信息。一方面，展示医院科室医疗成本、医疗全成本、医院全成本的形成过程，可以用于进一步分析哪些成本是直接服务于医疗服务，哪些成本是

间接服务于医疗服务。另一方面,医院临床服务类科室全成本表可以用于分析科室资源耗费与成本计划的完成情况,评价科室责任的履行情况。此外,也可以对医院管理者关注的成本信息进行分析,如分摊行政后勤费用占总费用的比率等。

除制度规定外,医院开展科室成本核算还可以根据需要编制其他医院内部管理报表。如通过对医院资源配置(人力、物力、财力),医院偿债能力,医院运营能力,医院盈利能力,医院收入、成本、收益等方面的情况进行计算、分析,从不同的侧面分别反映和评价医院经营的状况(表 8-3)。

表 8-3　医院其他内部管理报表

类别	明细
(一)医院总体分析	医院成本构成分析表 成本项目结构分析表 成本类型分析表 成本分摊情况分析表
(二)医院科室分析	临床服务类科室盈亏总体情况分析表 临床服务类科室排名情况分析表 具体科室分析表

二、诊次成本报表

在《公立医院成本核算规范》中规定了诊次内部管理成本报表,主要包括医院诊次成本构成表、医院科室诊次成本表(表 8-4)。一方面,诊次成本表反映不同科室一次完整的门诊服务所耗费的成本,序时诊次成本可以用于科室诊次成本的趋势分析;另一方面,诊次成本表反映诊次成本的成本构成,用于分析影响一个完整的门诊服务耗费的影响因素,提示门诊服务耗费的关键点。此外,诊次成本报表也可以用于分析不同科室提供门诊医疗服务的服务效率和评价患者费用情况。

表 8-4　诊次内部管理成本报表列表

编号	报表名称	编制期	依据
诊次 01 表	医院诊次成本构成表	月度、年度	《公立医院成本核算规范》
诊次 02 表	医院科室诊次成本表	月度、年度	《公立医院成本核算规范》

注:本表只列示了报表名称,详细报表内容见《公立医院成本核算规范》。

三、床日成本报表

在《公立医院成本核算规范》中规定了床日内部管理成本报表,主要包括院级床日成本构成表、科室床日成本表等(表8-5)。床日成本是以床日为核算对象,将科室成本进一步分摊到住院床日。床日成本报表与诊次成本报表对应,一是体现医院住院床日的平均成本情况;二是反映每床日成本的构成与影响因素;三是通过科室床日成本表结合床位使用率,分析科室床位的使用效率和住院床日的成本效益以及评价患者费用情况。

表8-5 床日内部管理成本报表列表

编号	报表名称	编制期	依据
床日01表	医院床日成本构成表	月度、年度	《公立医院成本核算规范》
床日02表	医院科室床日成本表	月度、年度	《公立医院成本核算规范》

注:本表只列示了报表名称,详细报表内容见《公立医院成本核算规范》。

四、医疗服务项目成本核算报表体系

医疗服务项目成本核算报表体系主要是为满足医院内部管理需要而编制的内部管理报表。

《公立医院成本核算规范》中规定,医疗服务项目成本核算对内报表主要包括医院医疗服务项目成本汇总表、医院医疗服务项目明细表等(表8-6)。

医疗服务项目成本的应用较为广泛,项目成本报表在医院内部的应用主要包括:一是与医疗服务项目价格的差异分析,结合项目成本的形成和结构,进一步分析项目成本的影响因素,提示医院关注的改进方向;二是用于医院新增医疗服务项目的辅助决策;三是根据医疗服务项目的价格、医疗服务项目成本构成中的变动成本和固定成本收益之间的关系,分析某医疗服务项目的收支平衡点、边际收益、边际贡献等。

此外,医疗服务项目成本报表可以为政府制定公立医院财政补偿政策、合理定价提供依据。

表8-6 医疗服务项目内部管理成本报表列表

编号	报表名称	编制期	依据
项目01表	医院医疗服务项目成本汇总表	按需	《公立医院成本核算规范》
项目02表	医院医疗服务项目明细表	按需	《公立医院成本核算规范》

注:本表只列示了报表名称,详细报表内容见《公立医院成本核算规范》。

除制度规定外,医疗项目成本核算还可以根据需要编制其他内部管理报表(表8-7)。

1. 科室医疗项目单位收益分析表 在项目成本核算期间内,通过医院各科室开展的医疗项目的单位收入、单位成本、单位收益、成本收益率四方面反映项目的盈亏情况。

2. 全院项目成本核算报表 通过项目核算的开展，应定期产生成本核算报表，客观反映医院的项目成本核算结果。

表 8-7　项目成本核算报表

报表类型代码	报表类型名称	报表编号	报表名称
T1	项目收益分析	T1-01	全院收益分析
		T1-02	科室收益分析
T2	项目构成分析	T2-01	全院单位成本构成分析
		T2-02	科室单位成本构成分析
		T2-03	全院单位成本分类分析
		T2-04	科室单位成本分类分析
T3	项目比较分析	T3-01	全院单位收益比较分析
		T3-02	科室单位收益比较分析
		T3-03	全院单位成本比较分析
		T3-04	科室单位成本比较分析
T4	项目趋势分析	T4-01	全院单位收益趋势分析
		T4-02	科室单位收益趋势分析
		T4-03	全院单位成本趋势分析
		T4-04	科室单位成本趋势分析
T5	项目同期分析	T5-01	全院单位收益同期分析
		T5-02	科室单位收益同期分析
		T5-03	全院单位成本同期分析
		T5-04	科室单位成本同期分析

五、病种成本核算报表体系

病种成本核算报表体系主要是为满足医院内部管理需要而编制的报表。《公立医院成本核算规范》规定的病种成本核算内部管理报表主要包括病种成本明细表、病种成本构成明细表、服务单元病种成本构成明细表等（表 8-8）。

病种成本报表主要反映病种成本及其结构和形成过程，用于分析病种成本动因，帮助报表使用者寻找引发成本发生的原因并制定管控措施。病种成本报表在医院内部的应用主要包括：一是根据医院病种成本构成明细表用因素分析法分析病种成本的影响因素；二是结合医院服务单元病种成本构成明细表分析服务单元的成本责任；三是应用病种成本报表分析医院在单病种方面得到的补偿水平，基于病种的盈亏情况结合病种特点进行深入分析，最终目标是使病种成本趋于合理。

表 8-8　病种内部管理成本报表列表

编号	报表名称	编制期	依据
病种 01 表	医院病种成本明细表	按需	《公立医院成本核算规范》
病种 02 表	医院病种成本构成明细表	按需	《公立医院成本核算规范》
病种 03 表	医院服务单元病种成本构成明细表	按需	《公立医院成本核算规范》

注：本表只列示了报表名称，详细报表内容见《公立医院成本核算规范》。

除制度规定外，根据医院管理实际情况，还可以编制医院病种情况汇总表、医院病种亏损情况汇总表、病种成本结构情况表等（表 8-9）。

表 8-9　病种其他内部管理成本报表列表

编号	报表名称	编制期
内部管理表 1	医院病种情况汇总表	月度、年度
内部管理表 2	医院病种亏损情况汇总表	月度、年度
内部管理表 3	病种成本结构情况表	月度、年度
内部管理表 4	学科 / 专业组病种盈亏情况表	月度、年度
内部管理表 5	医院病种成本趋势分析表	月度、年度

六、DRG 成本核算报表体系

DRG 成本核算报表体系主要是为满足医院内部管理需要而编制的报表（表 8-10）。DRG 成本核算报表体系主要包括 DRG 成本明细表、DRG 成本构成明细表、服务单元 DRG 成本构成明细表等。医院 DRG 成本报表：一是反映了每 DRG 的平均成本；二是通过医院 DRG 成本构成明细表可以分析 DRG 成本的结构，以合理成本结构为目标，帮助医院管理层采取措施持续修正不合理成本；三是通过医院服务单元 DRG 成本构成明细表，分析不同服务单元对 DRG 成本的贡献，将 DRG 成本的责任具体化到服务单元，结合各服务单元的特点，分析服务单元的成本责任；四是通过 DRG 成本的序时平均成本，分析 DRG 成本的趋势，找出成本变化的规律，结合因素分析法，帮助报表使用者找出成本控制关键因素。

表 8-10　DRG 内部管理成本报表列表

编号	报表名称	编制期	依据
DRG 01 表	医院 DRG 成本明细表	按需	《公立医院成本核算规范》
DRG 02 表	医院 DRG 成本构成明细表	按需	《公立医院成本核算规范》
DRG 03 表	医院服务单元 DRG 成本构成明细表	按需	《公立医院成本核算规范》

注：本表只列示了报表名称，详细报表内容见《公立医院成本核算规范》。

第二节 医院成本分析报告

成本核算是成本分析的基础，为成本管理提供数据支持。成本分析是利用成本核算结果及其他相关资料，对成本水平与构成的变动情况进行分析评价，以揭示影响成本升降的因素及其变动的原因，寻找降低成本的关键点。通过成本分析促使卫生主管部门和医院管理者了解成本状况，科学决策以降低医疗服务成本，提高医疗卫生机构的经济管理水平，提高医疗卫生机构的社会效益和经济效益，促使医院走优质、高效、低耗的高质量发展之路。成本分析可以在成本形成前后进行事前、事中和事后分析，贯穿于成本管理的全过程。按照要求，医院应定期完成医院成本分析报告，针对医院存在的成本问题进行分析，提出相应的意见或建议。

一、成本分析的原则

1. 全面分析与重点分析相结合 全面分析一方面是指成本分析要以医院整体为重点，树立全局观念，另一方面是从成本形成的全过程进行成本分析。重点分析是指对涉及范围较广、持续时间较长、影响程度较大的项目进行针对性分析。

2. 经济分析与业务分析相结合 经济分析为业务分析提供基础，提出业务分析的改进方向；业务分析从经济角度提出改进措施，从而通过业务改进提高经济效果。

3. 纵向分析与横向分析相结合 纵向对比主要是本期与上期或同期水平比较，也可以与历史最高水平比较，了解成本变化的趋势，找到成本控制的重点；横向比较主要是与同行业的成本进行比较分析，找到成本的差距，提高管理效率，增强竞争能力。

4. 报表数据分析与现场分析相结合 各类成本报表是成本分析工作的基础，做好报表分析可以从数据上了解机构或部门成本的实际情况，但要深入分析问题的原因，需要将报表数据和实际情况结合，提高分析的质量，做到有的放矢。

二、成本分析报告撰写步骤

成本分析报告撰写主要步骤包括资料收集、成本分析、形成报告（图8-1）。

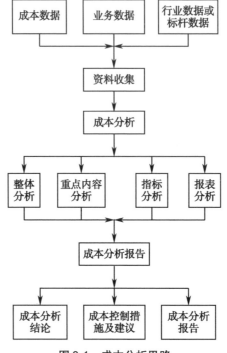

图 8-1　成本分析思路

三、资料收集

在进行成本分析时，必须先收集内容真实、数据准确的资料。医疗机构进行成本分析需要收集多方面的资料，不仅需要收集各种各类成本核算的相关数据，还要收集有关的预算、物耗、人员等资料，以及收集各种统计报表，甚至包括具体科室的水电明细等资料。

收集资料需要有较明确的目标，并要对收集到的资料进行必要的去粗取精、去伪存真的整理工作，筛选能够真实反映经营状况的资料，以便作出正确的结论，并据此提出切实可行的建议和意见。

四、成本分析

1. 成本报表分析　按照要求，医疗机构均要编制成本报表，在对医疗机构成本分析时，对成本报表总体情况进行分析：可与上年实际比较，与预算比较；对诊次和床日单位成本报表分析：本期实际费用与预计或上年同期水平进行比较,与同类医疗机构的平均水平进行比较,并说明有关成本费用升降情况。

成本报表分析常采用以下方法。

(1)环比(同比)分析法:是将反映医疗机构报告期成本与医院上一期或上一年同期成本情况进行比较,研究医院成本状况发生变化的成本分析方法。通常是对机构全面、综合的对比分析。

(2)结构分析法:通常是通过比较成本报表中各项目占总体的比重,反映机构成本中项目与总体之间的关系及变动情况。

(3)趋势分析法:是对指标的各期相对于基期变化趋势的分析,可以说明成本变化过程及其发展趋势,找出成本变化规律,确定分析期各有关项目的变动情况和趋势。

2. 成本指标分析 利用收集到的成本及相关资料的基础上,对成本相关的各项指标进行各种形式、全方位的比较。通过指标的分析比较,一方面,可以深入分析产生问题的原因;另一方面,又为解决问题指出方向和途径。

常采用方法为指标对比分析法:将经济运营相关指标做一定的比较,从数量上确定差异的一种分析方法,主要作用为揭露问题、评价业绩、寻找不足。

3. 成本因素分析 通过指标分析可以从客观上反映出哪些指标有差异,但是不能找到产生差异的原因。因此,需要通过因素分析来找到成本指标发生差异的原因。在医疗卫生机构中影响成本的因素有很多,既有外部因素,又有内部原因;既有人的因素,也有物的因素;既有技术因素,又有管理因素;既有服务提供者的因素,也有患者的因素,需要运用多因素方法来分析,寻找成本差异的原因。

常采用方法为连环替代分析法:是从数值上测定影响某个经济指标的各个因素的影响程度的一种分析方法。通过计算,可以衡量不同因素的影响程度,分清造成某种现象的原因,作为制定措施的依据。

医院成本分析主要遵循全面与重点相结合、经济与业务相结合、纵向和横向相结合、数据与现实相结合的分析原则对成本情况进行分析;综合运用环比(同比)分析法、结构分析法、趋势分析法、因素分析法和本量利分析法等分析方法分析医院的各种数据;分析的不同层面可以从医院整体、科室成本、项目成本、单病种或病组(DRG/DIP)进行分析,结合医院的数据基础及医院重点管理控制内容对不同层面进行具体详尽的分析,找到问题所在,提出解决问题的建议和措施,具体见图8-2。

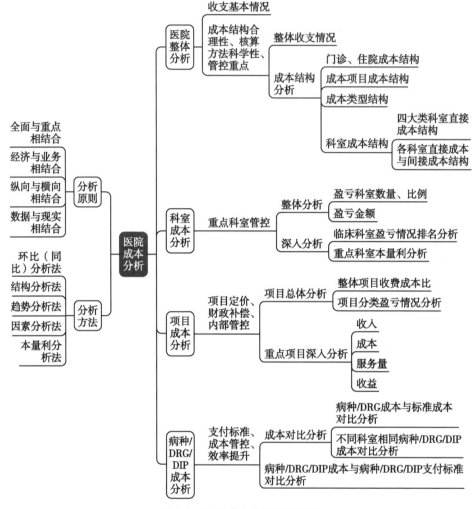

图 8-2 医院成本分析思维导图

五、成本报告

1. 收入变化情况分析 医院的收入变化是成本分析的重要参考，通过对收入变化的分析，可以反映出医院成本变化的一部分原因，按照收支配比情况，分析收入趋势变化、结构变化及因素变化情况，对于变化较大的收入情况也是成本分析中重点关注的内容。

2. 成本分析结论 成本分析是基础，通过成本分析反映现状，发现问题，得出结论。要把成本报表分析、成本指标分析及成本因素分析进行综合分析，既要全面分析还要重点突出，从多种复杂因素中找出主要矛盾，从复杂因素中找出决定因素,抓住问题的关键,得出成本分析的结论。

3. 提出切实可行的措施和建议　在分析得出结论后,要对医疗机构成本工作做出评价,提出措施和建议。成本分析只是一个过程,提出相应的改进措施并付诸实施才是解决问题的关键。只有通过相应的措施解决问题才能达到成本分析的目标。同时,要做好监督和检查的工作,持续开展实施措施后的成本分析工作。只有不断发现、分析、解决问题,循环往复才能达到提高成本管理水平的目标。

4. 成本分析报告　在完成了成本分析全部程序之后,对成本分析结果做出的文字报告。成本分析报告的内容主要包括:成本分析报告标题、数据表格、文字说明、可采取的措施、意见和建议。

六、医院成本分析报告框架(参考模板)

××医院成本分析报告

(一)医院收入费用整体情况

介绍医院总体收入费用情况,并与上月及上年同期情况对比,也可以与历史最高水平进行比较。

(二)收入情况分析

1. 总收入变动情况分析　收入总量同比和环比变动情况分析,收入结构变动情况分析,找到收入变动的关键点和重要因素。

2. 按收入项目分析　按收入明细项目对比与上月及上年同期情况,分析收入变化较大的收入项目,并分析原因如医改调价、结算方式变更、科室业务调整等引起的变化,尤其要重点分析药品、耗材、医疗服务性收入变动情况。

3. 按门急诊、住院业务分析　分门急诊、住院分析各项收入的增长及结构变化,找到影响收入变化的主要方面。

4. 按工作量、次均费用影响分析　收入变化的因素分析,影响收入变化的原因是量的变化还是收费水平的变化,主要影响因素的占比是多少。

5. 按分月变化趋势分析　使用折线图展示本年、上年分月的收入、次均费用及工作量的变化,分析医院业务的变化趋势。

6. 按分院区分析　分析各院区占医院收入、工作量的比重及变化趋势。

7. 按科室分析　分析科室的收入增减变化及变化原因,分析各科室卫生材料、药品收入的变化情况。

(三)成本情况分析

1. 医院成本整体情况分析　分析医院总体费用变化,药品和耗材成本变化以及分析医疗成本变化。

2. 医院成本项目分析 各成本项目（七大类）的比重及增减变化情况，波动较大的按明细成本进一步进行分析。

3. 医院成本分月变化趋势分析 分月分析医疗收入、医疗成本及结余变化情况，重点关注成本变化较大的月份。

4. 医院科室成本分析 科室结余能力分析，按临床和医技科室分别分析科室结余能力，科室结余能力有所降低的给予特殊关注。

5. 医院科室盈余分析 科室三级分摊成本分析，各级分摊后科室的盈余情况分析。

6. 医疗服务项目成本分析

（1）医院开展的医疗服务项目总体盈亏情况。

（2）亏损项目的成本分析：对亏损项目的业务流程进行分析，找到是否有可以改进的流程以及降低成本的途径。

7. 病种/DRG/DIP成本分析

（1）实际结算情况：与医保结算实际情况对比盈亏情况分析。

（2）亏损科室的病种成本情况分析：医保定额与病种成本比较分析及病种成本构成分析，找到病种成本控制关键点。

（四）存在的主要问题及解决措施

1. 收入与成本是否匹配 医院的收入与成本若不匹配，主要的差异内容是什么，并据此提出相应的解决方案，或解释具体原因。

2. 亏损科室的主要亏损原因 收入不足还是成本过高的问题，需要开展哪些新的业务内容，控制成本中占比最高的成本。

3. 亏损的项目主要集中在哪些项目，有无集中的科室，亏损的项目是否可以有进一步优化流程的可能。

4. 每个单病种或病组（DRG/DIP）结余情况 没有结余的病种在不同的院区或科室是否有收治，与标准值的差别有哪些，需要业务部门配合或优化的内容，控制成本后仍无结余或差距过大的是否需要与上级部门沟通、上报等。

第三节 医院成本分析要点

大数据时代，信息数据是医院的一项重要资产，医院在做好对外报送成本报表及分析报告的同时，更要做好成本数据利用的相关工作，只有做好全面、深入、细致的成本分析，精准定位成本管理问题，并应用于管理决策，才能发挥其管控作用，最终实现成本管控目标。

一、成本分析要点的选择

面对海量的数据，医院开展成本分析时很容易找不到分析重点，进行成本分析时可以从三个维度考虑。

一是重要性。从占比大的成本项目、对医院收支影响大的科室，以及成本变化大的内容入手分析，根据"二八"原则，抓住重点分析更能取得显著成效，达到成本管控的目的。

二是服务性。成本分析必须围绕医院战略管理目标开展，要根据医院阶段性发展目标开展相对应的分析。

三是前瞻性。成本分析不仅是对历史数据的分析，也要面向未来，用发展的眼光来进行预测与评估，服务于医院的决策方案。

二、医院收入的分析

医院的成本分析应与医疗收入进行配比分析，维持医院收支平衡，保障医院的平稳运行是最基本的成本管理要求，通过对收入的分析才能更好地规划费用。对收入的分析应先从了解医院整体的经济运营情况开始，分析医院门诊、住院收入的总体变化趋势，再按照由粗到细，由面到点的思路聚焦收入管理的视线，最终找到影响收入变化的关键因素，寻找解决的方法。

（一）收入分析的维度及常用指标

收入按照分析的精细化程度可分为医院层面、科室层面以及医疗服务项目收入分析。通常先从总体入手，找出本期波动变化较大的收入项目，再逐级向科室、医疗服务项目深入分析，找到对收入变化影响密切的项目，从业务数量、收入内部结构等角度分析变化原因。

对医院收入的分析一般是按月进行，如遇到对收入产生重大影响的事项，比如医改政策调整、新科室、新院区的开设等，可以按日、按周进行分析。门急诊收入分析的指标主要有门急诊人次数、门急诊患者次均费用、门急诊总收入、收入结构、药占比、百元医疗收入消耗卫生材料、医疗服务收入占比等。住院收入的主要分析指标包括出院人数、实际占用床日数、住院患者次均费用、每床日次均费用、平均住院日、住院总收入、住院收入结构、医保结算差额（单病种结算差额、DRG/DIP 结算差额）等。通过与上年同期、上年均值数、标准值、医院预算增幅或目标值进行对比，找出影响收入变动的最主要因素，以便医院管理层及时了解医院运营情况，进行合理决策。

（二）收入的影响因素分析

1. 门急诊收入 主要受门急诊人次和次均费用这两大因素影响，可以通过因素分析法统计门急诊人次和次均费用的变动对门急诊收入变化的贡献比重，从而判断门急诊收入变动的主要原因。从提高经济效益的角度考虑，同时促进这两大因素的增长，能够实现收入的快速增长，但从社会效益来看，次均费用的上涨意味着患者就医费用的增加，经济负担的加重，因此对于次均费用应努力控制在合理的范围之内，如果短期内大幅增长，需要及时自查，是否有开大处方、随意增加检查项目等不合理收费的行为。

2. 住院收入 主要受出院人次、每出院者床日费用和平均住院日这3个因素影响，同样可以通过因素分析法判断对住院收入影响较大的因素。从增加经济效益的角度来考虑，应当是同时增加出院人次、出院者日均费用和平均住院日，但从现实考虑，这3个因素之间是存在内在联系的，受医院床位规模的限制，一般情况下患者在住院后的日均费用存在波动规律。以住院手术患者为例，住院费用在手术日及其前后出现峰值，之后，随着住院日的延长，床日费用阶梯下降。分析这3个因素，在保证医疗服务质量的前提下，增加出院人次、缩短平均住院日是增加住院业务收入的最好选择，缩短平均住院日，可以加速病床的周转，增加出院的人次，虽然可能日均费用略有上升，但患者住院医疗总费用将会下降，增加出院人数使得医院的总收入有所增加，而患者也能得到有效治疗。因此，作为医院管理者应优化诊疗环节，努力缩短平均住院日，如果继续减少平均住院日已经影响患者的医疗质量，但住院需求非常大，则可适当增加病床数，满足患者的就医需求，达到医患双赢的局面。

3. 收入的结构分析 对收入结构的分析可以使医院管理者了解在医疗业务开展过程中所获得的收入合理性，哪些是能够带来医疗价值的收入（如手术、治疗等医疗服务收入），哪些是辅助医疗不产生收益的收入（如药品、卫生材料收入），哪些项目中还有可挖掘的潜力，进而有针对性地采取措施。

在收入结构分析中，须关注药品及卫生材料收入在医疗收入中所占的比重。2017年，《国家发展改革委关于全面深化价格机制改革的意见》（发改价格〔2017〕1941号）中要求：巩固取消药品加成成果，进一步取消医用耗材加成，优化调整医疗服务价格；加快新增医疗服务价格项目受理审核，促进医疗新技术研发应用。2019年底前要实现全部公立医疗机构医用耗材"零差率"销售，其目的就是要让医疗收入体现的是医护人员的劳动价值，而非药耗价值。因此，医院应合理控制药品及卫生材料的收入比重，从而实现结构合理，费用可控的目的。

例8-1 医院对临床科室开展运行情况分析，其中某科室20X2年次均增长幅度极大，为了更好地为领导决策提供支持，相关部门对该科室展开分析。该科室 20X1 和 20X2 年收入、工作量、次均等情况，见表 8-11、表 8-12。

表 8-11　20X1—20X2 年某科室医疗收入情况表

项目	20X2 年收入 / 万元	20X1 年收入 / 万元	差额 / 万元	增长率 /%
医疗收入	12 554	9 644	2 910	30.17
门诊收入	5 905	4 518	1 387	30.70
药品收入	3 248	1 807	1 441	79.75
卫生材料收入	1 476	1 170	306	26.15
住院收入	6 649	5 126	1 523	29.71
药品收入	1 463	1 179	284	24.09
卫生材料收入	2 394	1 948	446	22.90
手术收入	266	174	92	52.87

表 8-12　20X1—20X2 年某科室工作量和次均费用情况表

项目	20X2 年	20X1 年	差额	增长率 /%
门诊人次 / 人次	30 471	27 955	2 516	9.00
每门诊均次费用 / 元	1 938	1 616	322	19.93
其中：药品 / 元	1 066	647	419	64.76
卫生材料 / 元	485	419	66	15.75
出院人次 / 人次	1 732	1 431	301	21.03
每出院人次收费 / 元	38 388	35 810	2 578	7.20
其中：药品 / 元	8 445	8 236	209	2.54
卫生材料 / 元	13 820	13 608	212	1.56
手术 / 元	1 536	1 218	318	26.11

采用因素分析法分析医疗收入影响因素包括以下两点。

（1）门诊收入分析：20X2 年门诊收入 5 905 万元，比 20X1 年增加 1 387 万元，增长 30.70%。增长原因主要有两个关键因素：一是服务量增加，20X2 年门诊人次 30 471 人次，比 20X1 年增长 9.00%，此因素导致门诊收入增长 407.00 万元；二是次均费用增加，20X2 年每门诊次均费用 1 938.00 元，比 20X1 年增长 19.93%，此因素导致门诊收入增加了 980.00 万元（表 8-12）。门诊收入增长影响因素 29.34% 是工作量增长，70.66% 是均次费用增长。进一步分析次均费用增长主要是药品次均费用增长，增长率 64.76%，通过分析药品使用情况，判断是否存在不合理用药情况。

（2）住院收入分析：20X2 年住院收入 6 649 万元，比 20X1 年增加 1 523 万元，增长 29.71%。增长原因主要有两个关键因素：一是服务量增加，20X2 年出院人次 1 732 人次，比 20X1 年增长 21.03%，此因素导致住院收入增长 1 078.00 万元；二是次均费用增加，每出院人次收费 38 388 元，比 20X1 年增长 7.20%，此因素导致住院收入增加了 445.00 万元（表 8-12）。住院收入增长影响因素 70.78% 是服务量增长，29.22% 是均次费用增长。进一步分析次均费用增长主要原因之一是手术次均费用增长，增长率 26.11%，通过分析主要是 20X2 年 6 月公立医院改革价格调整因素导致。

三、医院成本分析

（一）成本分析维度及指标

开展成本分析时，按分析需求可分为全面分析、局部分析和混合分析。全面分析指从整个医院的角度出发，进行医院的全成本分析。局部分析指对各类成本核算结果进行分析，如分析心血管内科科室的成本、静脉注射项目的成本、阑尾炎病种的成本。混合分析既包括全面分析，也包括局部分析。

1. 成本结构维度——构成分析 构成分析，亦称比重分析，是通过计算各项组成部分占总体的比重，来分析局部与整体关系的方法。

成本结构有多种划分方法，如从开支范围角度，可分为人员经费、卫生材料费、药品费、固定资产折旧、无形资产摊销、医疗风险基金、其他费用等 7 种；从成本性质角度，可分为固定成本和变动成本。对成本构成进行深入分析，有助于探索成本过高的原因，制订有针对性的管理措施。

例 8-2 某医院检验科开展结核病诊断相关的检查项目，该项目收费为 78 元，通过分析该项目的每单位成本为 126.00 元，成本结构见表 8-13。

表 8-13 某医院检验科结核病诊断相关的检查项目成本构成

检验项目每单位成本	金额 / 元	构成 /%
人力成本	23.00	18.25
材料成本	56.00	44.44
设备折旧	22.00	17.46
其他成本	25.00	19.85
合计	126.00	100.00

该项目每单位成本中占比最高的是材料成本，通过对业务科室了解，主要原因是样本量不能达到试剂盒所能检测的最低要求量，导致部分试剂盒的浪费，增加了样本的每单位成本。解决方法：一方面，可以寻找批量检测更少的试剂盒替代当前的使用试剂盒；另一方面，如果与最低试剂盒的要求量差距过大可以考虑外送检查或者适当减少该项目的操作频率从而降低该项目的每单位成本。

2. 成本性态维度——本量利分析 成本按性态可分为变动成本和固定成本。固定成本是指在一定时期和工作量范围内，不随工作量增减变动而保持不变的成本。变动成本是指随着工作量的增减成比例变化的成本。

每单位边际贡献＝每单位收入－每单位变动成本

若某个盈利的项目或病种，其边际贡献>0，表示收费能够弥补变动成本，可以通过增加工作量获得盈余；反之，如果边际贡献≤0，表示无论工作量增长多少都不可能盈余，边际贡献<0，工作量越多，亏损越严重。通过进行边际分析，可以探究亏损项目或病种应该增加工作量还是收费水平的问题。

例 8-3 分析某 DRG 付费按病种收费和成本情况，该病种付费水平为5 681.00 元 / 例，通过测算该病种的成本为 6 412.00 元，平均每例亏损 731.00元，通过分析该病种的收费水平 5 681.00 元高于变动成本 4 295.00 元，表明该项目的边际贡献>0，该病种可以通过增加业务量减少每单位病种的固定成本，减少该病种的总成本从而实现收支平衡（表 8-14）。

表 8-14 某病种 DRG 收益情况表

某病种收益情况	金额 / 元
DRG 付费标准	5 681.00
病种平均成本	6 412.00
变动成本	4 295.00
固定成本	2 117.00
病种损益	−731.00

3. 成本收入对比维度——效益分析 成本效益分析是通过比较全成本和效益来评估项目价值的一种方法。医院进行成本效益分析有助于其在投入时做出正确决策，使其在运营过程中以最小的成本获得最大的社会和经济效益。

例 8-4 随着医保支付制度改革的不断推进，病种损益情况分析越来越重要，医院对所有病种的收入和成本情况进行分析，重点分析亏损较多的病种，通过分析,亏损较多的病种集中在骨科、神经外科等科室,分析科室中亏损病种情况发现(表 8-15),这些病种有一个共同的特点,药品或耗材占比较高,其药耗占比在 47.47%～72.65%(表 8-16),由于药品和耗材已经取消加成,所有的耗材和药品收入不能创造收益,同时医院还要负担存储、物流、管理等人员成本,如果药品和耗材成本占比过高,剩余的医疗服务收入将不能弥补所消耗的成本,致使这些病种亏损。医院需要采取一定的措施,合理使用药品和耗材,同时,对于整个科室来说要进一步优化科室收治患者的病种结构,最终保证科室总体的收支平衡。

表 8-15 病种收费与成本分析表

病种分组	病种收费/元	病种成本/元	病种损益/元
伴出血诊断的颅内血管手术	181 185.00	243 191.49	−62 006.49
除创伤之外的其他开颅术,伴严重并发症或合并症	95 443.00	161 451.30	−66 008.30
肝胆胰系统的诊断性操作,伴并发症或合并症	20 305.00	56 982.28	−36 677.28
骨骼、肌肉、肌腱、结缔组织的其他疾患,伴发症或合并症	7 357.00	10 200.69	−2 843.69
骨骼肌肉系统的其他手术	21 816.00	37 498.85	−15 682.85
脊髓手术,不伴并发症或合并症	39 678.00	40 446.96	−768.96
脑血管病溶栓治疗,不伴并发症或合并症	25 561.00	25 656.52	−95.52

表 8-16 病种药品和耗材成本分析表

病种分组	药品成本/元	耗材成本/元	药耗成本占比/%
伴出血诊断的颅内血管手术	3 216.48	173 468.97	72.65
除创伤之外的其他开颅术,伴严重并发症或合并症	3 516.42	102 946.35	65.94
肝胆胰系统的诊断性操作,伴并发症或合并症	20 145.68	19 185.62	69.02
骨骼、肌肉、肌腱、结缔组织的其他疾患,伴并发症或合并症	2 413.51	3 265.48	55.67
骨骼肌肉系统的其他手术	2 161.23	15 640.89	47.47
脊髓手术,不伴并发症或合并症	3 561.85	18 453.28	54.43
脑血管病溶栓治疗,不伴并发症或合并症	15 642.39	532.84	63.05

(二)成本的影响因素分析

医院成本构成极为复杂,要分析成本变动的影响因素需要采用不同的分析方法,主要包括以下几种。

1. 趋势分析法　趋势分析法是通过对有关指标的各期对基期的变化趋势的分析,包括定基趋势分析、环比趋势分析等。

例 8-5　对某医院 20X2 年 9 月泌尿外科的成本进行同比和环比趋势分析:通过对比,20X2 年 9 月该科室成本的环比和同比都有大幅上升,从成本构成来看,增加最多的是卫生材料费,其环比、同比增长率分别为 58.58%、41.20%(表 8-17)。通过与业务科室沟通了解到,科室新购入了检查专用软镜一条,由于主机不用更换,所以按照耗材计入科室成本,造成科室成本突然增高。针对上述情况,医院提出以下解决思路,需要与物资主管部门沟通耗材计入的方式,同时在其他方面利用该数据时需要进行一定的调整。

表 8-17　20X2 年 9 月某医院泌尿外科成本构成情况表

项目编码	项目名称	20X2 年 9 月金额 / 万元	20X1 年 9 月金额 / 万元	20X2 年 8 月金额 / 万元	比上年同期增减额 / 万元	比上年同期增减 /%	比上月增减额 / 万元	比上月增减 /%
01	人员经费	316.09	287.94	288.08	28.15	9.78	28.01	9.72
02	卫生材料费	312.41	221.26	197.00	91.16	41.20	115.41	58.58
03	药品费	262.70	241.68	228.13	21.02	8.70	34.57	15.15
04	固定资产折旧费	35.86	37.38	36.50	−1.53	−4.08	−0.64	−1.76
05	无形资产摊销费	0.58	0.49	0.55	0.09	18.37	0.03	5.45
06	计提医疗风险基金	—	—	—	—	—	—	—
07	其他运行费用	53.82	45.34	52.35	8.48	18.69	1.47	2.80
	合计	981.47	834.09	802.62	147.38	17.67	178.84	22.28

2. 因素分析法　因素分析法是在多种因素共同作用于某项指标的情况下,分别确定各个因素的变动对该项指标变动的影响及其影响程度的分析方法。

例 8-6　20X2 年,某医院骨科出院人次增长 20.01%,但是该科室成本增加了 30.98%。为了更好地支持决策,相关部门对该科室成本情况展开分析。

通过对该科室各成本项目增长情况分析,20X2 年卫生材料费增长率为 40.00%,远高于出院人次增长率(表 8-18)。提醒科室应加强骨科耗材增长控制,在保证医疗质量的前提下合理使用耗材,医院也可以通过积极申请带量采购降低采购成本。

表 8-18　20X1—20X2 年骨科(住院)成本情况表

项目	20X2 年／万元	20X1 年／万元	增长额／万元	增长率/%
人员经费	3 238.00	2 698.00	540.00	20.01
卫生材料费	8 501.00	6 072.00	2 429.00	40.00
药品费	2 331.00	1 895.00	436.00	23.01
固定资产折旧费	191.00	166.00	25.00	15.06
无形资产摊销费	5.00	4.00	1.00	25.00
计提医疗风险基金	17.00	16.00	1.00	6.25
其他运行费用	438.00	388.00	50.00	12.89
合计	14 721.00	11 239.00	3 482.00	30.98

3. 本量利分析法　本量利分析是通过揭示成本、业务量和利润三者之间的关系,为会计预测决策和规划提供必要的财务信息的一种定量分析方法。

本量利分析现如今广泛应用于企业财务管理中,医院虽然不以营利为主要目的,但随着医院运营压力不断增加,有必要重视成本及盈余指标的分析。例如,现阶段医院在进行大型医疗设备的购买上往往存在跟风与盲目性,造成医院大量资金的浪费,而通过本量利分析,可以计算大型医疗设备的保本业务量,帮助医院进行合理的资金安排。

本量利分析法的公式为:

盈余=(单价-每单位变动成本)×业务量-固定成本

盈亏临界点指收入和成本相等,即盈余等于 0 时的经营状态,用业务量来表示,即保本工作量。

保本工作量=固定成本/(单价-每单位变动成本)

安全边际指实际业务量与盈亏临界点业务量的差额,它表明业务量下降多少医院仍不至于亏损,或者说医院有多少收入弥补完变动成本后变成了盈余,安全边际公式为:

安全边际=实际业务量-盈亏临界点业务量

例 8-7　对 A 医院 20X2 年 8 月心血管内科收入、支出、业务量情况进行本量利分析(表 8-19)。

表 8-19　20X2 年 8 月 A 医院科室本量利分析表

科室分类	收入/元	实际成本/元			每单位边际贡献/元	服务量	保本点	盈余/元
		合计	固定成本	变动成本				
心内科门诊	3 177 412	3 049 272	926 908	2 122 364	172	6 134 人次	5 389 人次	128 140
心内科住院	6 665 841	6 965 645	3 356 312	3 609 333	1 274	2 457 床日	2 698 床日	-299 804

通过本量利分析发现:该科室 20X2 年 8 月门诊保本人次为 5 389 人次,实际门诊诊次为 6 134 人次,高于保本人次,处于盈余水平。

20X2 年 8 月住院保本床日数为 2 698 日,实际住院床日为 2 457 日,低于保本床日。假设每床日收费水平及每单位变动成本维持不变,住院床日数需要提高 9.81%,才能保证盈亏平衡。

一方面,科室可以从服务量、收费和成本等角度深入分析科室盈亏的关键影响因素;另一方面,医院也可以合理配置床位,长期空置床位的科室,在一定程度上存在医疗资源浪费的情况。

第四节　医院成本分析综合案例

随着医院高质量发展要求不断提高,医保支付制度改革不断推进,医院成本分析重点主要集中在医院科室成本分析与病种成本分析上,通过科室成本分析可以找到医院重点管控的科室,并深入分析管控的环节,分析科室开展的病种成本可以明确科室各病种的盈亏情况,为科室优化病种结构和资源配置提供依据。本节主要对科室成本及病种成本进行分析,并在此基础上提出相关成本管控建议。

A 医院是一家三级甲等综合医院,地处省会城市,以治疗心脑血管疾病为重点,在全省范围内心血管领域处于领军地位,医院资产规模在 30 亿元,拥有在岗职工 2 800 余人,编制床位 1 000 床,年业务收入在 22 亿元,是一家集医疗、教学、科研、预防为一体的大型综合医院。

一、科室成本分析案例(以 A 医院 20X2 年成本数据为例)

(一)医院总体分析

1. 医院成本构成分析　从表 8-20 可见,A 医院 20X2 年门诊总成本为 102 186.23 万元,较 20X1 年增加了 6 975.29 万元,住院总成本为 106 866.91 万元,较 20X1 年增加了 12 498.32 万元。一般而言,引起总成本增长的主要因素为每单位成本增长、工作量增加。

门诊方面,A 医院每门诊人次成本由 20X1 年 304.46 元降低到 20X2 年 283.68 元,每门诊人次的每单位成本减少了 20.78 元,降低 6.83%;工作量从 20X1 年的 3 127 207 人次增长到 20X2 年 3 602 165 人次,增加了 474 958 人次,增长 15.19%。由此可见,门诊总成本增加是由工作量的增加造成的。

住院方面,A 医院每住院人次成本由 20X1 年 15 840.29 元增加到 20X2 年

16 547.98 元,每住院人次的每单位成本增加了 707.69 元,工作量从 20X1 年的 59 575 人次增长到 20X2 年 64 580 人次,增长了 5 005 人次。用因素分析法可得:每住院人次成本增加因素对住院成本的影响为 4 216.06 万元,住院人次的增长因素对住院成本的影响为 8 282.26 万元。

表 8-20 A 医院成本构成分析表

项目	20X1 年				20X2 年			
	总成本/万元	所占比例/%	服务量/人次	每单位成本/元	总成本/万元	所占比例/%	服务量/人次	每单位成本/元
门诊成本	95 210.94	50.22	3 127 207	304.46	102 186.23	48.88	3 602 165	283.68
住院成本	94 368.59	49.78	59 575	15 840.29	106 866.91	51.12	64 580	16 547.98
合计	189 579.53	100			209 053.14	100		

2. 成本项目结构分析 从表 8-21 可见,A 医院成本主要是药品费、卫生材料费和人员经费。其中,20X1 年药品费占总成本的 51.23%,20X2 年药品费占总成本的 50.21%,20X2 年比 20X1 年药品费增加了 7 837.24 万元,增长了 8.07%;卫生材料费增长幅度最大,20X2 年比 20X1 年增加 7 877.14 万元,增长了 23.31%,应结合服务量的情况分析卫生材料费增长的合理性;固定资产折旧费 20X2 年比 20X1 年增加 1 774.35 万元,增长了 15.76%,累计折旧的增加主要是固定资产购置所致,应对固定资产的利用情况及使用效率进行追踪分析。

表 8-21 A 医院成本项目构成表

项目	20X1 年		20X2 年		增减额/万元	增减百分比/%
	成本/万元	所占比例/%	成本/万元	所占比例/%		
合计	189 579.53	100	209 053.14	100	19 473.61	**10.27**
人员经费	29 403.60	15.51	30 716.36	14.69	1 312.76	4.46
卫生材料费	33 799.96	17.83	41 677.10	19.94	7 877.14	23.31
药品费	97 117.94	51.23	104 955.18	50.21	7 837.24	8.07
固定资产折旧费	11 261.04	5.94	13 035.39	6.24	1 774.35	15.76
无形资产摊销费	180.00	0.09	198.00	0.09	18.00	10.00
计提医疗风险基金	230.00	0.12	260.00	0.12	30.00	13.04
其他运行费用	17 586.99	9.28	18 211.11	8.71	624.12	3.55

3. 成本类型分析 从表 8-22 可见,A 医院成本中的可控成本增长幅度较

大,从 20X1 年 10.14 亿元增长到 20X2 年的 11.37 亿元,20X2 年比 20X1 年增加了 12 244.72 万元,增长率为 12.07%。可控成本是科室可以控制的成本,一般与每位患者的医疗耗费以及工作量有关,如药品和耗材支出,水、电、气等的消耗,可控成本主要是通过提高全院职工的成本意识进行控制,同时进一步提高医疗技术水平也可以控制成本的增长;不可控成本受政策性因素、会计核算制度等诸多因素影响,如固定资产折旧,人员基本工资、保险、公积金等人员支出,从医院层面进行管控难度较大,需要从医院整体资源配置上进行优化。医院要降低成本,主要应从可控成本着手,努力降低单位患者的耗费,同时,继续增强成本节约意识,减少不必要的支出。

表 8-22　A 医院成本类型对比分析表

项目	20X1 年		20X2 年		增减额 / 万元	增减百分比 /%
	成本 / 万元	所占比例 /%	成本 / 万元	所占比例 /%		
合计	189 579.53	100	209 053.14	100	19 473.61	10.27
可控成本	101 416.62	53.50	113 661.34	54.37	12 244.72	12.07
不可控成本	88 162.91	46.50	95 391.80	45.63	7 228.89	8.20

4. 成本分摊情况分析　从表 8-23 医院各大类科室成本绝对值以及其在总成本中所占比重数据可以看出,医院成本主要为临床服务类科室与医疗技术类科室的成本,占医院总成本的比重约 95.33%,而行政后勤类科室和医疗辅助类科室的成本所占比重较小,20X2 年比 20X1 年临床服务类科室与医疗技术类科室成本增加较多,分别增加了 11 243.57 万元和 8 036.35 万元,增长率分别是10.56% 和 10.93%。管理成本增加了 261.70 万元,增长率为 4.73%,医院可以通过预算及绩效考核等一系列措施改善各类科室在成本中的比重。

表 8-23　A 医院四大类科室成本分析表

项目	20X1 年		20X2 年		增减额 / 万元	增减百分比 /%
	成本 / 万元	所占比例 /%	成本 / 万元	所占比例 /%		
合计	189 579.53	100	209 053.14	100	19 473.61	10.27
临床服务类科室成本	106 464.03	56.16	117 707.60	56.31	11 243.57	10.56
医疗技术类科室成本	73 527.12	38.78	81 563.46	39.02	8 036.35	10.93
医疗辅助类科室成本	4 050.86	2.14	3 982.86	1.90	−68.00	−1.68
行政后勤类科室成本	5 537.52	2.92	5 799.22	2.77	261.70	4.73

（二）医院科室成本分析

1. 临床服务类科室盈亏总体情况分析　从表 8-24 可见，20X2 年医院临床服务类科室的盈余情况相比 20X1 年有较大改善，盈余科室数量明显增多，增长了 34.78%，收益也有较大幅度的增长，较 20X1 年增加了 1 332 万元，增长率 54.19%，体现了医院进行成本管理和控制的成果。同时，医院成本管理部门要对亏损科室进行逐一分析，力求达到保本点。

表 8-24　A 医院临床服务类科室盈亏情况表

项目	20X1 年	20X2 年	变化情况	变化率 /%
科室合计 / 个	45	48	3	
其中：盈余科室	23	31	8	34.78
亏损科室	22	17	−5	
科室盈余合计 / 万元	2 458	3 790	1 332	54.19
其中：盈余（+）	5 776	6 681	905	15.67
亏损（−）	3 318	2 891	−427	

2. 临床服务类科室排名情况分析　从表 8-25 可见，心内科、泌尿外科等临床科室为收益较好的科室，排名位于前列，而儿科、感染科等临床科室为亏损科室，排名靠后。

各科室经过成本分摊后，全成本排名发生变化，例如骨科的直接成本排名第 5 位，经过分摊后的全成本排名为第 1 位，分析其原因为该科室的人员较多、业务用房面积较大，承担的分摊成本较多。

表 8-25　20X2 年 A 医院临床服务类科室成本收益排名

科室名称	开单收入 /元	直接成本 /元	直接成本名次	盈余 /元	收益名次	临床服务类科室全成本 /元	全成本名次
心内科	13 742.64	8 782.15	1	4 960.49	1	13 968.58	2
泌尿外科	12 023.92	8 167.10	3	3 856.82	2	9 407.62	4
急诊科	12 012.54	8 404.18	2	3 608.36	3	13 356.41	3
心外科	5 485.34	1 994.58	8	3 490.76	4	2 766.45	8
肾内科	4 574.82	2 233.69	7	2 341.13	5	3 113.58	7
骨科	8 930.13	6 765.19	5	2 164.94	6	14 328.21	1
呼吸科	8 824.99	6 900.93	4	1 924.06	7	7 977.83	5
神经内科	6 695.81	5 206.72	6	1 489.09	8	5 794.78	6
……	……	……	……	……	……	……	……
儿科	577.36	693.89	46	−116.53	46	772.84	46
感染科	129.73	552.24	47	−422.49	48	671.60	47

注：盈余＝开单收入−直接成本。

（三）科室分析案例——A 医院心内科

从表 8-26 可见，经过综合分析：心内科 20X2 年医疗收入比上年同期下降 4.00%，其中药品收入下降 7.03%。成本比去年同期增长 2.00%，人员经费增长 2.52%，其他成本增长 1.89%，其中药品费增长 22.19%。最终导致科室收益从 621 万元下降到 −226 万元。

门诊分析：心内科门诊收入比去年同期下降 5.93%，门诊成本增长 2.35%，导致门诊收益从 1 063 万元下降到 580 万元。

住院分析：心内科住院收入比去年同期下降 2.55%，住院成本增长 1.79%。导致住院收益从 −442 万元下降到 −806 万元。

表 8-26　2A 医院心内科收入支出年度对比分析

项目	20X1 年			20X2 年			20X2 年比 20X1 年增减率 /%		
	门诊	住院	合计	门诊	住院	合计	门诊	住院	合计
医疗收入 / 万元	6 135	8 180	14 315	5 771	7 971	13 742	−5.93	−2.55	−4.00
药品收入	4 260	511	4 771	3 904	533	4 437	−8.37	4.17	−7.03
医疗服务成本 / 万元	5 072	8 623	13 695	5 192	8 777	13 969	2.35	1.79	2.00
人员经费	355	1 983	2 338	380	2 017	2 397	7.08	1.70	2.52
其他成本	4 717	6 639	11 356	4 811	6 760	11 571	2.00	1.82	1.89
药品费	3 043	517	3 560	3 697	654	4 351	21.47	26.44	22.19
人力占成本比例 /%	7.00	23.00	17.07	7.32	22.98	17.16			
收益 / 万元	1 063	−442	621	580	−806	−226			

深入分析：从表 8-27 可见，对心内科门诊的本量利分析，从工作量指标分析，心内科门诊人次 20X2 年比 20X1 年增加 20 054 人次，增长 22.62%，诊次收入由 20X1 年的 579.27 元降至 20X2 年的 530.91 元，减少 48.36 元，在控制人均诊次费用方面做了较好的工作。每单位变动成本减少 77.42 元，减少幅度大于诊次收入减少幅度，说明科室节约成本意识加强。

表 8-27　A 医院心内科门诊本量利年度对比分析

项目	20X1 年	20X2 年	差额	变化率 /%
（1）门诊人次 / 人次	88 646	108 700	20 054	22.62
（2）诊次收入 / 元	579.27	530.91	−48.36	−8.35
（3）每单位变动成本 / 元	429.75	352.33	−77.42	−18.02
（4）每单位收益 / 元 =（2）−（3）	149.52	178.58	29.06	19.44

项目	20X1年	20X2年	差额	变化率/%
(5)固定成本/万元	1 962	2 062	100	5.10
(6)变动成本/万元	3 809.56	3 829.83	20.27	0.53
(7)保本诊次/人次=(5)×10 000/(4)	131 220	115 467	−15 772	12.01
(8)保本收入/万元	7 601.18	6 130.26	−1 471.92	−19.36

总之,20X2年心内科虽为实现减亏为盈的目标采取许多措施,但想要达到所期待的保本收入6 131万元,还须继续努力。建议科室开展新项目、新业务,发展科研教学,利用医院品牌效应,做好医疗宣传工作,吸引不同地区患者来院就医,增加科室收入,同时降低每单位固定成本。

二、DRG 病组成本分析案例

A医院心血管内科科室二级分摊成本为675万元,收治患者主要为置入冠状动脉支架的患者,2020年开始北京对经皮冠状动脉支架置入(分组代码:FM19)进行DRG付费,为明确医院确实的盈余情况,对该病种进行成本分析。6月共有123例植入冠状动脉支架的患者纳入该DRG组,其中有99例实际收费低于收费标准,占总数的80.48%;24例实际收费高于收费标准,占总数的19.52%。收费的高低并不真实反映医院在该DRG的实际盈亏情况,需要核算该DRG的成本,成本和收入对比可得该DRG的实际盈亏。

通过分析每名患者实际成本与标准成本比较的情况对科室管理提出相关的意见和建议。

1. 确定标准临床路径中所需要的医疗服务项目及每个项目的数量(表8-28)。

表8-28　A医院经皮冠状动脉支架置入DRG成本所包含医疗服务项目汇总表

收费类别	项目名称	单位	数量
床位费	三人间床位费	日	2
床位费	重症监护病房床位费	日	5
护理费	一级护理	日	2
护理费	特级护理	日	5
化验费	C1q测定	次	1
检查费	彩色多普勒(电脑声像)超声血管检查(床旁)	系统	1
诊察费	医事服务费	床日	7
治疗费	经皮冠状动脉支架置入术	次	1
……	……	……	……

2. 应用项目叠加法（自下而上法）对经皮冠状动脉支架置入的 DRG 标准成本进行核算分析（表 8-29）。

通过确定该 DRG 的标准临床路径及项目成本，应用自下而上法计算标准成本，该 DRG 的标准成本＝医疗服务项目成本＋可收费材料成本＋药品成本＝25 301.18＋14 897＋2 260.73＝42 458.91（元）。

表 8-29　经皮冠状动脉支架置入标准成本

单位：元

项目	成本金额
医疗服务项目成本	25 301.18
床位费	1 766.53
护理费	2 410.56
化验费	2 793.15
检查费	1 646.13
输氧费	648.00
诊察费	476.00
治疗费	15 560.81
可收费材料成本	14 897.00
药品成本	2 260.73
总成本	42 458.91

3. 将该 DRG 的每个病例与标准成本进行比较并分析原因，见表 8-30。

表 8-30　经皮冠状动脉支架置入 DRG 的不同病例成本分析

单位：元

分类	标准成本	患者 1 成本	患者 2 成本
医疗服务项目成本	25 301.18	27 220.50	23 412.50
床位费	1 766.53	1 420.00	1 180.00
护理费	2 410.56	2 475.00	2 150.00
化验费	2 793.15	3 103.50	2 449.50
检查费	1 646.13	2 000.00	2 115.00
输氧费	648.00	497.00	
诊察费	476.00	700.00	300.00
治疗费	15 560.81	17 025.00	15 218.00
卫生材料费	14 897.00	24 897.00	15 153.10
西药费	2 260.73	2 260.73	2 539.60
总计	42 458.91	54 378.20	41 105.20

分析不同患者的实际成本与标准成本的差异,患者 1 的成本较标准成本高出 28.07%,对比成本构成可以看出卫生材料的成本远高于标准成本,分析原因是该患者使用了球囊,球囊的成本较高,使用球囊和未使用球囊的患者成本差距比较大,科室应严格球囊使用的适应证及使用数量;患者 2 的成本低于标准成本,主要是该患者的床位成本和护理成本低,分析原因是该患者的住院天数较标准天数短,因此,对于该病种可以通过缩短平均住院日,做好术前评估,严格临床路径管理,充分评估各类耗材使用情况并通过合理使用耗材等措施来降低成本。

第九章

医院成本管控及应用

第一节 医院成本管控措施

2020年12月，国家卫生健康委发布的《关于加强公立医院运营管理的指导意见》（国卫财务发〔2020〕27号）中提出，强化全面预算、成本核算、基建财务、经济合同、价格、医保结算等管理，为运营管理提供坚实基础；加强临床、医技、医辅等业务科室运营指导；强化教学、科研、预防、后勤服务等工作的制度管理和成本控制。2021年6月，国务院办公厅发布的《关于推动公立医院高质量发展的意见》（国办发〔2021〕18号）中提出，强化成本消耗关键环节的流程管理。

在医院规模不断扩张，公立医院收支规模不断扩大，经济运行压力逐渐加大的情况下，要实现可持续、高质量发展，需要通过成本管控等精细化管理措施促进公立医院发展方式从规模扩张转向提质增效，运行模式从粗放管理转向精细化管理，为建设健康中国提供有力支撑。

成本管控主要遵循以下原则。

1. 全员参与原则 成本管控需要得到医院所有员工的认可和支持，让大家具有成本管控的理念和意识以及成本责任，方可有利于目标的实现。

2. 重要性原则 成本管控应从占比大，对医院或科室影响较大的成本项目，与业务相关性高的成本入手进行重点管控。

3. 经济性原则 成本管控的代价不应超过成本管控所取得的收益。

4. 因地制宜原则 医院成本管控要考虑医院、科室及成本项目的特定情况，要结合医院或科室的组织架构、管理模式、发展阶段来制定相应的措施或方法。

对于一家医院而言，开展运营活动向广大病患提供医疗服务，必然会消耗一定的人力、材料、设备等资源，这也是成本形成的过程。虽然医院与以利润最大化为经营目标的企业不同，但同样需要利用有限的医疗资源去创造更大的价值，通过成本控制和成本资源的转换，形成医院的竞争优势，从而提升医院的核心竞争力。

一、制度建设

建立健全规章制度有助于医院实现科学管理，保证医院整体目标的实现。医院的成本管控可以通过制度建设来进行约束和规范，通过定额管理制度、预算管理制度、费用审批制度以及物资采购管理制度等来实现医院成本管控（表9-1）。

表 9-1 医院成本相关制度列表

序号	制度名称
1	政府会计制度
2	医院财务管理制度
3	医院预算管理制度
4	医院内控管理制度
5	医院收入管理制度
6	医院支出管理制度
7	医院人事管理制度
8	医院药品管理制度
9	医院采购管理制度
10	医院设备管理制度
11	医院后勤管理制度
······	······

医院应建立健全成本定额管理制度，比如对办公用品实行定额、定量管理控制，超支的部分由科室自行负担，节约部分也可按规定比例进行奖励；将临床科室物资消耗与患者医嘱相关联，以每月物资消耗量，作为科室申领的控制定额指标，在保证医疗质量的前提下尽可能降低库存成本。

医院应建立预算管理制度，通过年度预算，加强成本控制。结合工作任务、人员编制、有关开支定额标准变化因素等情况，合理编制支出预算，充分考虑成本费用开支范围和规模，以收定支，坚持厉行节约、勤俭办院的方针，明确预算责任和成本责任。

医院应建立费用审批制度，明确成本费用开支范围、标准，通过费用报销审批等控制医院各项经费标准内开支，实现成本管控。

医院应建立采购管理制度，在预算管理的基础上统筹全年某类物品的采购需求，采取政府采购、公开招标等方式，在确保质量的同时降低采购成本，并预测最佳采购量，降低存储成本。

二、医院统筹成本管控措施

(一)医院资源消耗管控筹划

医院院区的整体规划、统筹布局是医院成本管控的有效手段之一。随着医疗集团的不断发展,医院多院区发展已成为趋势,各院区楼宇设计、绿色医院建设,尤其多院区管理等,都需要站在医院整体层面去统筹规划,考虑医院成本综合因素,以降低医院成本费用。

医院的人力、固定资产折旧、材料、药品是医院诊疗服务中最直接、占比最大的成本,除此以外,医院的水、电、燃气、油料等能源消耗成本也不容忽视。医院的每个部门、每个医疗服务项目都会发生能耗,能源消耗涉及面广,年度消耗大,但成本管控责任不易落实。因此,医院需要重视并做好能源统一规划管理,这对于降低能源消耗、减少医院运行成本和建设绿色医院具有很重要的意义。

例9-1 医院能耗管控具体措施

某三甲综合医院为降低医院能耗强度,提升能源利用效率和水平,以能源管理平台为主导,采取一系列行之有效的措施,推进医院可持续发展。

该医院能源计量系统并不完善,缺乏精细化的数据支持、科学的用能模式,造成能源浪费。基于此,医院建立了能耗监测平台,实现了对医院建筑水、电、气、冷、暖、蒸汽、环境以及氧气等的分类计量,全面覆盖各能耗种类,并进一步完善能源的多级计量系统,实现数据在线监测、统计分析和管理,全面掌握医院各项能耗规律。运用统计学方法及时察觉系统异常和不合理的用能模式,并将各类数据分析结果与医院实际情况相结合,有效地发现能源浪费漏洞,对用能区域内的科室实行定量用能管理措施,做到"按需用能",使医院能耗强度下降明显。同时,在掌握用能情况的基础上,医院积极引入节能型产品,如冷机系统更换变频节能水泵、锅炉房安装气候补偿系统等;并加强节能宣传,如举办节能宣传周等活动。此外,该院洗衣房建立了用水回收系统,将二次回收处理后的水应用于卫生间冲刷马桶,日节水量50吨左右。对蒸汽供热系统产生的冷凝水进行回收,实现二次利用。对负压泵冷却水循环系统改造,水箱内的水重复利用。节气方面,锅炉安装烟气余热回收装置,锅炉软化水先经过烟气余热预热后再进入锅炉,可节约5%的燃气。对供热管网的保温进行更新,减少管网热损失,提高能源利用效率。进行蒸汽管道改造,两条管道分冬、夏季分别使用,减少热损失,节约能源,延长管道使用寿命。医院通过技术和管理双管齐下,取得了较好的节能效果,也实现了降低成本的目标。

（二）科室药品及卫生材料管控

当前，药品及卫生材料均已取消加成，这一改革政策的导向是让医院回归诊疗治病的本质，控制医疗费用。从科室层面对药品和卫生材料的管控涉及规范临床医师的诊疗行为，坚持因病施治、合理用药、合理治疗，杜绝"大处方"和不规范用药，降低药占比和耗材占比。管控措施主要是基于药品耗材的使用分析，通过绩效考核等措施促进药品和卫生材料的合理使用。例如医务、药事管理部门定期开展处方点评、针对病种制订临床路径、合理降低医院门急诊患者抗菌药物处方比例和住院患者抗菌药物使用率等。而科室若想进一步对具体的药品及卫生材料进行更有针对性的管控，还需要对科室开展的病种/病组进行精细化分析，对药品和卫生材料品种之间的差异进行管理分析，找到成本管控和患者病情适用性的平衡点。

例9-2 某医院药品管控单项绩效考核办法（节选）

1. 次均药品费用绩效考核 以科室为单位，质量管理办公室（以下简称质管办）每月统计各科室当年累计门诊、住院次均药品费用，剔除中草药、门诊大病及肿瘤靶向药品收入，作为各科室次均药品费用绩效考核内容。

统计各科室门诊、住院次均药品费用与年度综合目标值比较，对超标的科室予以扣罚，对下降的科室予以奖励。

（1）门诊次均药品费用超标10元以内的科室，不予扣罚；超标10元以上部分，按当月工作量计算超标药品总费用的6%予以扣罚；管控低于综合目标值的，按减少药品总费用的6%予以奖励。

（2）住院次均药品费用超标350元以内的科室，不予扣罚；超标350元以上部分，按当月工作量计算超标药品总费用的6%予以扣罚；管控低于综合目标值的，按减少的药品总费用的6%予以奖励。

各科室负责落实各诊疗组奖罚金额，其中科室主任和诊疗组长承担金额不少于1/3，奖罚金额核定后上报质管办备案并执行。

2. 抗菌药物使用强度绩效考核 以科室为单位，由药学部每月统计当年累计抗菌药物使用强度，与科室年度综合目标值比较，向质管办报送考核结果。

质管办根据药学部考核结果，对超标的科室予以扣罚，对下降的科室予以奖励，并结合当月科室实际在岗人数核定奖罚总额。

对超标的科室，每超过1个DDDs（用药频度），按人均50元标准扣罚，最高人均扣罚不超过300元；对管控低于综合目标值的科室，每下降1个DDDs（用药频度），按人均50元标准奖励，最高人均奖励不超过300元。

各科室负责落实各诊疗组奖罚金额，其中科室主任和诊疗组长承担金额不少于 1/3,奖罚金额核定后上报质管办备案并执行。

3. 合理用药绩效考核　由药学部每月点评门急诊处方并向质管办报送结果,质管办依据结果对抗菌药物判定为不合理用药的学科,每份问题处方扣罚100 元;对其他类型用药判定为不合理用药的处方,每份扣罚 50 元。扣罚金额中责任医师承担 2/3,诊疗组长承担 1/3。

由药学部每月考核住院患者抗菌药物、中成药、辅助用药等重点监控药物的合理使用并报送考核结果,质管办依据结果对涉及抗菌药物判定为不合理用药的学科,每份扣罚 300 元;其他类型判定为不合理用药的,每份扣罚 100 元。扣罚金额中责任医师承担 2/3,诊疗组长承担 1/3。

三、医院优化成本管控措施

(一)优化人力成本

医院的人力资源成本与前面成本核算中所核算的人员经费在内涵上有差别,人力资源成本是在医疗服务过程中用于补偿自身劳动力再生产的所支出的各项费用的总和,人力资源成本可以分为获得、开发、使用、保障和离职五大类成本。获得成本一般指为满足医疗机构对以后人力资源的需求而"获得"一个新员工所付出的必要代价,这里面还包括招聘、选拔、安置等成本。开发成本是指医疗机构为提高人力成本的生产能力和员工的工作效率而付出的必要代价,主要是培训成本,包括在职培训、脱产培训等成本。使用成本指医疗机构给员工支付的工资、津贴、保险等支出成本。保障成本是指医疗机构为保证医疗机构中人力资源能够稳定发展而支付的相关费用。离职成本指医疗机构在辞退一名员工时所支付费用,主要包括工资、生活费、补助以及因为员工辞退而产生的负面成本等。而成本核算中的成本项目人员经费通常只是指人力资源使用成本。对于公立医院来说,事业单位人员相对稳定,人力使用成本比重较大,这部分是科室人力成本管控的重点。

医院的人力资源具有培养周期较长、成本较高、专业性和经验性较强、人力成本在医院总成本中支出比重越来越大、医疗服务价格没有合理体现人力资源服务成本等特点,这些都为医院、科室的人力成本管控带来了难度。医院人力资源成本管理并非简单的"缩减成本",而是通过精细化、科学化管理,实现人力资源的高效开发和有效激励。人力成本的管控与医院的人力资源管理政策和绩效分配制度息息相关,那么从成本管理的角度来核算、分析、决策,可以从以下几个方面入手。

1. 人力成本的预测　可将人力资源分专业、分级别、分类别(编制人员、合同职工、返聘退休专家、临床研究生、进修医师)进行实际人力成本的核算,在此基础上利用成本分析法,通过分析历年员工工资水平,对医疗卫生行业社会平均工资进行合理了解与调研,根据调研结果制定医院的人力薪酬标准,并结合医院的床位、门诊量、手术量的变化趋势,合理规划人力成本。

2. 人力成本的决策　在进行人员配置决策时,尤其是增加人员时可以考虑以下内容。

(1)采用延长工作时间,提高绩效的方式,还是增加人员的方式。

(2)增加人员后人均医疗收入是否可以增加,人均工作量是否降低。

3. 人力资源成本效益分析

(1)科室人力投入情况:科室人员数量、类别、结构、岗位等基本情况;每工时成本、每诊次、床日人力成本情况。

(2)科室人员的工作负荷情况:每床位配置人员数、每医师日均负担门诊人次、每医师日均负担床日、工作者实际工时的统计。

(3)科室人员的专业能力水平:全勤情况、治愈率、诊断准确率等。

(4)产出情况:门急诊人次、出院人数、手术人数等工作情况;每职工医疗收入(不含药品和卫生材料)、每医师工作量(诊次及床日)、专家每出诊单元挂号量、床位使用率等。

综合科室实际的人员情况、岗位情况、专业能力及工作负荷,从而将人员安排在最适合他们自己的岗位水平上,实现最大程度上的人岗匹配、能岗匹配。并通过分析人力资源的投入产出情况评价科室用人决策的合理性,指导科室及时进行调整,使医院的人力资源得到最大程度上的运用和配置,为医院的运行提供最大程度的保障。

(二)固定资产成本全过程管理

医院的固定资产成本主要包括各科室占有使用医院空间资源所付出的房屋成本(房租或房屋折旧成本),以及各科室开展业务工作所使用的设备成本(设备折旧及维修成本)。

1. 房屋成本的管控　医院的医疗空间是有限的,但各科室的发展及对空间的需求不断增长,这就需要医院统筹平衡各科室的空间需要,同时科室要充分利用现有空间,设计业务工作流程,科学规划布局,发挥空间资源的价值。

2. 设备成本的管控　医院的设备类资产具有价值高、更新换代快、一旦购入无论是否有效使用均要承担成本等特点。而科室是提出设备购置申请的发起者,同时也是设备的使用者,维护保养的责任者,因此科室在设备成本的管控中扮演着重要的角色。设备成本管理应贯穿设备生命周期的全过程,在设备的购置、持有、处置等各环节进行管控。

（1）购置环节的成本管控：在申购、配置环节应进行固定资产评估，建立行之有效的固定资产采购评估程序。根据患者需求，供需状况进行调查，分析现有资产的存量情况和使用情况，以及拟新增资产使用条件、对其他资源的占用情况（如人员、场地、材料等的配备）、利用程度以及预计产生的效益等多方面情况，结合成本收益测算结果，考虑长远利益及可能存在的风险因素，确定是否购置固定资产。常用指标有先进性、临床使用率、经济效益、社会效益等。

例9-3 设备购置成本决策

放射科拟新增一台 MRI，新购 MRI 有 2 种型号：3.0 T 的 MRI 购置价格为 1 800 万元，1.5 T 的 MRI 购置价格为 1 200 万元。分析本科室 MRI 现有情况，现有 MRI 共 4 台，其中 2 台 3.0 T 的 MRI 主要进行体部扫描，2 台 1.5 T 的 MRI 主要进行头颈部扫描。从扫描时间上看，3.0T 的 MRI 扫描时间低于 1.5 T MRI 的扫描时间，相同部位，3.0T 的 MRI 较 1.5T 的 MRI 能缩短 1/3 的扫描时间。现等候患者主要是需要进行体部扫描，预计 3.0 T 的 MRI 比 1.5 T 的 MRI 每天能够多检查 10 个人。分别进行 3.0 T 的 MRI 和 1.5 T 的 MRI 全成本核算，在工作量达到一定水平后，3.0 T 的 MRI 较 1.5 T 的 MRI 单位成本低，同时考虑满足临床和患者基本需求，因此决定采购 3.0 T 的 MRI。

（2）持有环节的成本管控

1）设备使用的原则：充分使用，降低单次成本，提高效益；合理使用，加强维护，延长使用寿命。提高设备类资产的使用率和使用效益是成本管控的主要目标。可通过定期的清查盘点及时了解固定资产的使用状况，是否存在闲置或低使用率的情况，建立资源共享平台，把一些具有共性以及闲置不用的固定资产放在共享平台，供给需要的科室使用，从而节约资金，降低资源的"空闲"率，提高固定资产使用效率。可使用固定资产净值率、每百元固定资产医疗收入（不含药品、卫生材料收入）、设备使用率等指标对在用资产进行绩效评价，同时可应用本量利分析方法进行资产效益评价。

2）在设备的维修保养方面，应由被动维修变为主动预防性维修，分析医疗设备使用年限、故障率等指标，基于分析指标编制备件和保修采购方案，保证设备健康运行，降低维保成本。建立固定资产的巡查制度，发现资产毁损、故障及时进行维修管理。

例9-4 设备成本效益分析

某医院眼科购入光学相干断层扫描仪一台，价值 500 000 元，用于"光学相干断层成像"检查项目，该检查项目每次收费 200 元。眼科每年大概开展该项目检查 6 000 次。

应用本量利分析模型可以对上述检查设备进行成本效益分析(表9-2)。

表9-2 某医院眼科光学相干断层扫描仪检查设备成本效益分析

项目	方案一	方案二	方案三
固定成本 / 元	68 583.00	70 533.00	65 400.00
人力成本 / 元	15 000.00	17 000.00	20 000.00
材料成本 / 元	100.00	100.00	100.00
设备折旧 / 元	8 333.00	8 333.00	
维修保养 / 元	150.00	100.00	300.00
其他 / 元	45 000.00	45 000.00	45 000.00
每单位变动成本 / 元	25.20	22.20	30.20
人力成本 / 元	15.00	17.00	20.00
材料成本 / 元	10.00	5.00	10.00
其他 / 元	0.20	0.20	0.20
项目每单位价格 / 元	200.00	200.00	200.00
月度保本工作量 / 次	392	397	385
月度实际工作量 / 次	500	500	500
收入 / 元	100 000.00	100 000.00	100 000.00
成本 / 元	81 183.00	81 633.00	80 500.00
结余 / 元	18 817.00	18 367.00	19 500.00

由表9-2可见,在实际工作量不变的情况下,方案二较方案一提高了操作人员的工资和奖金水平,同时通过加强日常的设备维修保养使设备维保费降低,通过控制材料成本使次均材料变动成本下降,方案二较方案一虽然提高了人员的待遇水平,但通过合理控制设备维保及材料成本,月度结余并没有产生较大变化,但成本结构更加合理;方案三较方案一是当设备超过其折旧期仍然正常使用时,虽然相应的维保费用有所增加,同时人力成本进一步提高,该设备的结余比方案一还略高一些,可见对于价值较高的设备,适当延长设备使用年限,将会带来更大的效益,但由于设备的使用年限不能无限制的增加,在继续使用"超期服役"的设备时需要充分评估作出最符合医院发展的选择。

(3)处置环节的成本管控:设备类资产的处置主要包括报废、出售、调拨、捐赠等形式。医院资产的主要处置方式是报废,在进行报废处置之前,需要进行必要的技术鉴定、评估等,确定资产确实不再具有使用价值或者维修成本高于重置成本,按照规定的处置流程完成后,将处置收入上缴国库。

第二节　医院成本管理内部应用

成本管理结果评价可推动相关管理工作整体提升。成本数据源于各业务系统，是各项业务数据和财务数据融合的结果，其质量是目前医院相关管理工作水平的集中反映。因此，成本数据存在的问题正是各项业务管理中问题"倒影"，可以此为线索倒追问题，从而全面提升业务和财务管理水平。

一、在战略管理中的应用

战略管理是指将医院的战略规划、战略实施、战略控制相协调的一种管理方法，是在对医院所处的政治环境和经济环境全面分析的基础上，确立医院长期目标，并组织实施的全过程。成本管理是医院管理中的一个重要组成部分，尤其在目前医院面临复杂的内部和外部环境，要求医院实行精细化的成本管理。战略管理为成本管理提供了指导性的方向，战略成本管理是医院在不同战略选择下成本管控方式的落实。

从战略层面来看，医院成本通常受以下因素影响。

1. 规模　医院规模扩大，相应的固定成本增加，但如果业务量增加更快，每单位成本降低。

2. 业务范围　综合医院各科室之间可以相对分担成本，专科医院如果该医院的业务相对集中，而其成本又相对较高的话，没有其他科室分担成本，则其成本相对较高。

3. 技术　医院作为科学技术发展的最前沿，采用不同的技术所造成的成本有较大的差异。选择何种技术吸引足够多的患者降低每单位成本，也是医院在战略层面选择成本动因的主要因素。

成本优势是战略成本管理的核心，医院要取得成本优势可以采取两种方法：一是优化诊疗流程，严格规范临床路径，减少不必要的环节。二是从战略上控制成本，如扩大规模时合理规划成本；开展新的技术、投资新设备时，应评价投入产出效率。

二、全面预算管理中的应用

全面预算是成本管控的基础，医院通过全面预算具体化和量化医院发展战略，制订年度计划，将年度计划细分到医院运营的各个环节和各个部门，通过全面预算实现医院运营与发展过程中的资源配置，进而通过成本管控优化资源耗费,通过成本信息结果的应用,优化预算资源配置。预算目标是合理进行资源配置从而实现效益最大化,成本管控的目标是实现成本效益最优。二者在医院的管理中目标一致,实现路径不同,二者相辅相成,共同为医院能够在发展中获得更好的效益服务。

医院成本核算结果可为医院全面预算管理提供数据支持。2020年12月31日,国家卫生健康委和国家中医药管理局联合出台《关于印发公立医院全面预算管理制度实施办法的通知》(国卫财务发〔2020〕30号)在预算编制中提到:加强成本核算和控制,充分考虑成本费用开支范围和规模,结合工作任务、人员编制、有关开支定额标准等情况,合理编制预算。该办法中对于全面预算管理进行了内涵描述,具体包括收入、支出、成本费用、筹资投资、业务等预算。

(一)成本核算数据为预算编制提供基础

医院科室成本核算数据为成本费用预算、业务预算编制提供数据基础。医院全面预算管理根据预算内容设置预算项目,在坚持公立医院公益性和战略发展规划为导向的指引下,针对不同预算项目特点合理选择不同的预算编制方法,多数预算项目主要参考历史成本数据编制预算:例如根据诊次成本、床日成本及工作量指标(如门诊急诊人次、出院人次)等编制弹性预算;根据人均成本及定员定编数等编制固定预算;根据日常运营保障成本编制定额预算;对基建项目进行成本预测编制零基预算。在编制科室级预算时,可结合科室工作量、次均费用预测科室收入;结合项目工作量、收治患者病种结构、患者数量预测相应的成本等。全成本核算是医院全面预算管理有效开展的基础,如果医院没有开展全成本核算,不能编制出真正意义的成本预算,医院临床、医技等科室以及行政后勤等预算科室,便无法作为全面预算管理的执行层,开展本科室预算管理工作。

(二)成本核算为预算绩效考核以及预算调整提供支持

根据科室成本核算情况对于预算绩效进行考核。《关于印发公立医院全面预算管理制度实施办法的通知》(国卫财务发〔2020〕30号)中,明确医院应当建立全面预算绩效管理制度,应当采用合理方法考核预算执行结果、成本控制目标实现和业务工作效率等情况。通过成本核算,能够揭示预算执行差异,通过分析差异原因,将预算绩效考核结果作为内部管理(如内部业务综合考核、资源配置、年度评比、内部收入分配)的重要依据,可以为医院管理层决策提供思路。同时,预算绩效考核也是成本管控的有力手段,对于成本控制效果好、资源使用效率高、成本效益较好的科室,可以通过预算经费的倾斜给予支持和发展;而对成本管控不力的科室可适当削减预算经费,从而提高科室成本管控的积极性。通过成本核算将实际执行和预算相比较,能够反映预算执行中存在的问题。尤其医疗活动跟国家物价收费政策以及医药卫生体制改革政策密切相关,及时发现各科室医疗服务的变化,及时对医院预算数据作出调整,有利于医院可持续发展。

（三）成本核算与全面预算管理相辅相成

医院全面预算管理与成本核算都是规划和控制医院整体收支、经济活动的有效手段。全面预算把医院收入、费用、采购等方面要求,同预算科室、归口管理部门的具体工作任务有机结合;同时,通过成本核算、成本管控促使各科室按照预算管理有序进行。全面预算管理与成本核算作为医院高质量发展、精细化管理的有效管理工具,其在战略上高度统一,与医院长远发展目标趋同,通过全面预算管理使得医院全面成本核算能在预算框架内得到有效推进（图9-1）。

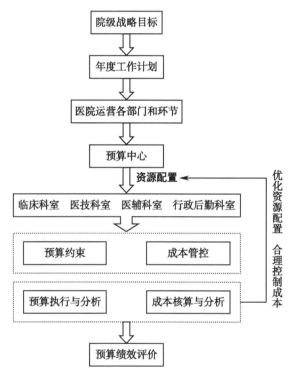

图9-1　医院成本核算与全面预算管理关系

三、成本绩效管理

成本绩效管理是按照医疗机构的规划和愿景设定相应的成本指标,通过定期对比分析成本指标,对目标成本的完成情况进行审核和评价,通过成本绩效评价促进医疗机构降低成本,提升成本管理水平,完成目标成本,实现医疗机构的成本目标。成本绩效管理的目标是降低医院成本,提高医院成本管理能力。

（一）成本与绩效管理的关系

成本核算通过对医院成本数据的整理和分析,能够真实反映医院运营情况,为医院开展绩效管理提供数据基础,绩效管理又对医院开展成本管理效果进行评价,两者之间存在相辅相成、不可分割的关系,医院要将成本与绩效管理有机结合才能更好地发挥其在医院管理中的作用,提高医院的服务水平和竞争力。

成本核算准确,可以为绩效管理提供评价的数据基础与信息支撑,绩效管理才能够有可靠依据评价成本管理的效果。

（二）成本绩效管理体系

成本绩效管理是由各职能部门参与的成本计划制订、成本管控沟通、成本绩效考核评价、成本考核结果应用、成本管理目标提升的持续循环过程。医院的成本绩效管理体系是以成本核算下绩效考核体系为基础框架构建绩效管理系统,从制度体系、组织实施、评价指标体系建立、评价标准、指标权重、评价实施、评价报告、评价结果反馈及应用几个部分构建成本绩效管理体系（图9-2）。指标体系中的目标值需要逐级分解,细化指标,落实指标完成单位,对成本绩效管理考核进行剖析与论证,实现效益最优的战略设计,优化医院成本绩效管理。成本绩效管理是医院绩效管理体系中的一部分,与其他的绩效考核既有区别也有联系。

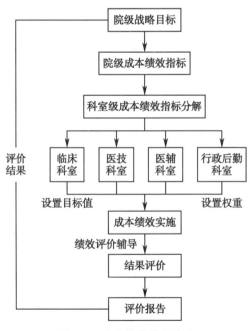

图9-2 成本绩效管理体系

（三）成本绩效管理的指标体系

随着医改的不断推进，医院的管理需要由粗放式发展向精细化不断发展，逐步实现医院的高质量发展，在此期间也出台了许多规范化文件，《国务院办公厅关于加强三级公立医院绩效考核工作的意见》（国办发〔2019〕4号）要求，保证三级公立医院绩效考核工作规范化、标准化、同质化，建立维护公益性、调动积极性、保障可持续的运行新机制。通过成本绩效管理可以合理降低医院运营成本，提升精细化管理水平。可供参考的成本绩效考核指标主要包括以下几类（表9-3）。

表9-3　成本绩效管理的指标体系

指标维度	一级指标	二级指标	考核导向	指标内涵说明
综合成本管控	成本管控	门诊收入成本率	反映医院每门诊收入耗费的成本水平	门诊收入成本率＝门诊成本/门诊收入
		住院收入成本率	反映医院每住院患者的支出水平	住院收入成本率＝住院成本/住院收入
		成本控制率	成本控制率也可以理解为成本增长率反映成本增长情况，引导医院加强成本控制	成本控制率＝（本年医疗成本－上年医疗成本）/上年医疗成本×100%
		管理费用占比	管理费用占比反映医院管理效率和管理成本控制情况	管理费用占比＝管理费用/（医疗业务成本＋管理费用）×100%
		医疗盈余率	降低成本增长率	医疗盈余率＝医疗盈余/医疗活动收入×100%
	变动成本管控	医疗边际贡献率	体现医院每一元医疗收入中边际贡献的比例，引导医院控制可控的变动成本，提高成本产出相应收入的能力	医疗边际贡献率＝（医疗收入－医疗变动成本）/医疗收入×100%
	人力成本管控	人员支出占业务支出比重	反映医院人员支出与医院业务支出增长对应关系。引导医院注重收支平衡，略有结余；同时，在人员工资总额控制下，合理提高职工薪酬，避免不合理的人员支出以及在亏损的情况下扩大人力成本	人员支出占业务支出比重＝人员支出/业务支出×100%
	药品及卫生材料成本管控	百元医疗收入卫生材料支出	反映医院卫生材料使用效率	百元医疗收入消耗的卫生材料费用＝卫生材料费（元）/医疗收入×100
		库存物资周转天数	反映医院向患者提供的药品、卫生材料及其他材料等的流动速度以及存货资金占用是否合理	库存物资周转天数＝日历天数（365天）/存货周转率

续表

指标维度	一级指标	二级指标	考核导向	指标内涵说明
综合成本管控	固定资产成本控制	万元医疗收入固定资产成本	反映固定资产利用效率	万元医疗收入固定资产成本＝固定资产平均净值／医疗收入×10 000（收入不含药品收入，固定资产不含房屋）
	其他费用成本控制	百万元收入能耗支出	反映医院收入与消耗类支出合理性（消耗类支出为水、电、供暖等能耗）	1. 总能耗／医疗收入（元）×1 000 000；2. 总能耗＝其他费用中的水费＋电费＋取暖费
		公用经费支出比率	反映医院对商品和服务支出的投入情况	公用经费支出比例＝管理费用中其他费用／（医疗业务成本＋管理费用＋其他费用）×100%

成本绩效管理体系是提高医院经济管理水平，提高医院核心竞争力的重要手段。医院的高质量发展离不开先进的管理制度，成本绩效管理是新医改形势下医院未来管理工作发展的核心与重心，建立完善的成本绩效管理体系可以引导医院实现经济效益和社会效益双赢，对提高医院管理水平、经济运营能力、医院竞争力具有重要意义。

四、合理配置资源，提升效率，降低成本

（一）优化现有核算对象的资源配置

从医院管理者的角度，必然会面对医院发展对各项资源无限需求与医院可提供的有限资源之间的矛盾，面对各科室学科发展的资源需求与医院总体资源有限之间的矛盾，医院管理者就需要从社会效益与经济效益兼顾、保基本促发展、分清主次轻重、围绕医院总体战略目标的角度来思考，去测算、平衡各方的需求，以有限资源去创造最大的价值。医院应大力挖掘和利用现有人力、设备和技术条件，充分考虑患者的需要和可能，扩大医疗服务的延伸范围，提高医疗服务质量，增进社会效益和经济效益。以医疗业务工作为核心，除了科室、项目、单病种／病组各项成本资源的单项管理外，成本管理还要深入挖掘分析各项资源之间内部联系与联动关系，进行人员、设备、空间之间的最优匹配关系。例如：根据预期工作量，分析设备使用率以及相关操作人员排班计划、材料物资、维修费用、占地面积的配备，通过指标分析投入产出情况，以获得最大的价值。如果医院学科发展、诊疗模式的创新、对外协作、对外投资等重大决策，资金投入较大，决策的成败直接关系到医院未来的发展前景，需要秉持谨慎性的原则，

进行可行性论证、专项的成本效益分析、集体讨论决议等流程,结合医院的内外部环境、优劣势等因素,合理进行决策,确保医院未来在平稳发展的基础上追求高质量的发展。

（二）有效缩短平均住院日,提高经济和社会效益

平均住院日是指一定时期内每一出院者平均住院时间的长短,是一个评价医疗效益和效率、医疗质量和技术水平的比较硬性的综合指标。它不仅反映了医院的医疗、护理、医技力量,而且还能全面反映医疗经营管理水平。随着医疗费用的急剧上升,如何降低医疗费用,同时又能不断提高医院经济效益已成为医疗决策者亟待解决的一个重要问题。缩短平均住院日可以充分利用医疗资源,降低患者费用,实现社会、患者、医院三方共赢的和谐局面。

1. 过度延长住院日并不能给医院带来经济效益　有些医护人员存在一个错误的概念,认为只要患者入院,即使不做任何检查、治疗,也会有床位费和护理费的收入,都能给医院带来效益。但从医院住院收入的构成情况来看,床位费和护理费在收入中所占的比重较小,而医院每天为每张病床都要付出固定的运营成本。据国内学者研究,1 000 张以上床位的大型综合性医院,每张病床每天的成本消耗（房屋折旧、水电、人员工资、设备折旧等）为590.37 元。

2. 掌握住院日费用规律,寻找增收点　住院日一般可分为高效住院日、低效住院日和无效住院日。高效住院日是患者入院后检查诊断、治疗的集中时间,患者的住院费用多发生在这一时间段,因为这一阶段为患者的有效诊断、治疗时间,这个时期医院收费较高、相对消耗较低;而低效住院日和无效住院日期间则是费用较少、消耗较高。以手术患者为例,术前患者在入院后的第二天医疗费用达到顶峰,以后递次下降;术后患者在第一天医疗费用最高,以后是递减趋势,到出院前 2～3 天医疗费用趋近于零。所以,缩短住院天数,增加床位周转次数,所产生的经济效益大于延长住院天数所得到的经济效益。

3. 缩短平均住院日所带来的社会效益　首先,大型三甲综合性医院一方面具有医疗技术及服务水平一流、拥有高端设备的优势,但同样存在工作量较大、等候住院的患者较多的问题。缩短平均住院天数,可以在医院床位有限的情况下,增加收治患者,为更多的患者提供医疗服务,提高医疗资源的使用效率。

其次,缩短平均住院日可以降低患者住院的总体医药费,通过规范医护人员的医疗行为,设计最佳的医疗和护理方案,增强诊疗活动的计划性与合理性,从而达到缩短平均住院日、降低患者费用、减轻患者和社会的经济负担的目的。

最后，压缩检查化验、手术的等候时间，为患者提供便利。患者住院时间短，床位周转加快，在床位固定的情况下出院人数增加，提高了医院的运营效率，使医院的总体收入增加。而且，缩短平均住院日，可带动管理体制、管理模式、管理水平上的提高，同时也带来运行机制、服务结构、医疗质量、分配制度等方面的改革，从而促进医院的可持续发展。

但平均住院日不是越短越好，而是应该在保证医疗质量的前提下力求"合理"与"可行"，要根据不同病种、不同治疗手段来总结医疗收入的规律，从而制订科学合理的管理措施。

有效缩短平均住院日是提高医院的经济效益和降低患者医疗费用的有效办法。今后医院无疑要走质量 - 效益型的发展道路，成功的医院经营模式应该是在不降低甚至是提高诊疗效果和服务质量的前提下，通过工作效率的提高带动工作量的增加，从而带来经济收入的增长。

第三节　医院成本管理外部决策应用

随着公立医院综合改革的持续推进，公立医院的药耗相继取消了加成，公立医院补偿也由医疗服务收费、药耗加成收入和政府补助三个渠道变为医疗服务收费和政府补助两个渠道。深化医药卫生体制改革的一项重要任务是通过调整医疗服务价格、改革支付方式、加大政府投入、降低医院运行成本等有效路径，建立科学合理的医院补偿机制（图9-3）。医院成本核算结果可为医疗服务项目价格的制订，为单病种、DRG、DIP医保支付方式改革提供数据参考，为政府对医院新的财政补助政策制定提供重要的数据支撑，为建立科学合理的补偿机制提供数据参考。

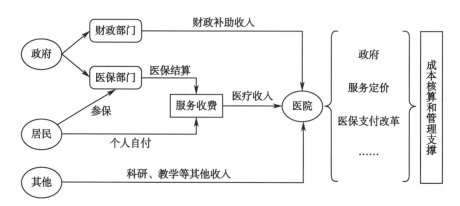

图9-3　成本与医院补偿机制的关系

一、成本在医疗服务定价中的应用

（一）我国医疗服务价格管理现状

2015年5月,《国务院办公厅关于城市公立医院综合改革试点的指导意见》（国办发〔2015〕38号）文件提出,要逐步理顺不同级别医疗机构间和医疗服务项目的比价关系,建立以成本和收入结构变化为基础的价格动态调整机制。

2016年7月,国家发展改革委等四部委《关于印发推进医疗服务价格改革意见的通知》（发改价格〔2016〕1431号）进一步要求统筹考虑取消药品加成及当地政府补偿政策,按照总量控制、结构调整的原则,同步调整医疗服务价格,逐步建立分类管理、动态调整、多方参与的价格形成机制;同时,明确公立医院医疗服务项目价格实行分类管理,其中基本医疗服务实行政府指导价,提供的特需医疗服务及其他市场竞争比较充分、个性化需求比较强的医疗服务实行市场调节价。

2019年12月,国家医保局等四部门《关于做好当前医疗服务价格动态调整工作的意见》（医保发〔2019〕79号）又明确提出坚持以临床价值为导向、以成本为基础、以科学方法为依托,按照"总量控制、结构调整、有升有降、逐步到位"的原则,建立和完善医疗服务价格动态调整机制。

近年来,各地根据以上国家医疗服务价格改革相关文件要求,结合实际不断规范医疗服务价格管理,动态调整医疗服务价格,取得了积极成效。2020年7月,国家卫生健康委办公厅《关于2018年度全国三级公立医院绩效考核国家监测分析有关情况的通报》中指出,全国三级公立医院收支结构不断优化,2016—2018年医疗服务收入（不含药品、耗材、检查检验收入）占医疗收入比例平均值分别为23.77%、26.13%、27.58%。虽然医疗服务收入占比在稳步提升,但仍处于较低水平,医务人员的劳务价值未能得到充分体现,医疗服务价格尚未理顺,医疗服务价格动态调整机制尚不健全,医疗收入结构有待进一步优化。

（二）成本在医疗服务定价中的具体应用

1. 为基本医疗服务政府指导价提供定价依据　价格主管部门制订价格时,需统筹考虑项目资源消耗、技术难度、风险程度、周边省份执行价格及当地平均价格补偿率等。其中,医院提供的医疗服务项目成本信息是价格主管部门制订价格的重要依据,具体包括医务人员、专用设备、低值易耗品等直接成本消耗及管理费用等间接成本。

2. 为特需医疗服务市场调节价提供决策支撑　特需医疗服务由医院自主定价,一般遵循"以成本为基础,以市场价格为主导,兼顾群众承受能力"的定价原则。工作中,服务项目的执行价格,需结合实际群众需求、市场价格的变动进行动态调整。通过对医疗服务项目进行全成本、变动成本、可控成本等多维度的分析，为价格的动态调整提供有力的数据支撑，从而有效确保价格调整的科学性、合理性。

3. 为医疗服务价格动态调整提供准确信息　准确的成本信息是医疗服务价格动态调整的重要基础。在实施价格动态调整过程中，价格主管部门优先选择技术劳务占比高、成本和价格严重偏离的医疗服务项目，提高体现技术劳务价值的医疗服务价格，降低设备物耗占比高的检查检验和大型设备治疗价格，落实医疗服务价格动态调整工作。医疗服务项目成本信息将成为调价项目遴选及调价幅度核定的重要依据。

二、成本在医保支付方式改革中的应用

（一）我国医保支付方式的现状

目前，我国公立医院医保支付方式主要有按医疗服务项目付费、总额预付费制、按人头付费、按单病种付费、DRG 或 DIP 付费等多种方式。2020 年 2 月，《中共中央　国务院关于深化医疗保障制度改革的意见》，提出了持续推进医保支付方式改革，推行以按病种付费为主的多元复合式医保支付方式，推广按疾病诊断相关分组付费。目前，单病种、DRG 及 DIP 付费改革在全国各试点城市广泛推行，以病种为单位的结算方式将是今后我国医疗保障制度改革的主要方向。

（二）成本在医保支付方式改革中的应用探索

1. 可为单病种付费标准的制订和调整提供参考依据　单病种付费是指医疗机构提供医疗服务过程中，以单一病种为计价单元制订定额收费标准，并实行最高限价管理，超支不补、结余留用。单病种的成本信息是医保部门单病种付费标准制订和调整的重要参考依据，也是医院积极应对单病种付费改革、开展单病种成本管控的重要信息来源。

2. 为 DRG 或 DIP 付费中病种分值的确定提供数据支撑　在 DRG 或 DIP 付费制度的实施和推动过程中，病组权重的计算、医保费率的确定，在参考既往实际发生费用的基础上，同时应适当考虑医疗服务合理成本，确定科学的付费标准。DRG 或 DIP 成本信息，为 DRG 或 DIP 付费标准的制订和调整提供重要的数据支撑，有效确保不同病组间的合理比价关系。

三、成本在公立医院财政补偿中的应用

（一）我国公立医院财政补偿的现状

财政补偿是政府作为医药卫生体制改革的主导力量用来引导市场、弥补市

场失灵的一种调控补偿手段,保障公立医院能在秉持公益性的前提下,维持医院正常运转和发展建设,提高医疗服务可及性、促进公平公正,提高医院的综合服务能力。政府对公立医院的财政补偿形式主要分为对基本支出的经常性补助和项目支出的专项补助。基本支出的经常性补助是针对医院承担了政府公益性事业,造成医院的政策性亏损所给予的补助,以确保医院维持正常运行;项目支出的专项补助,是国家为了完善医院服务功能,提高医疗服务能力,对医院基本建设、设备购置、人才培养等项目的补助。

医院通过成本核算为政府财政补偿提供坚实的数据基础,同时,政府也可通过医院提供的成本数据结合医院实际情况探索新的财政补偿方式,通过建立财政补偿机制促使医院健康高质量发展。

2018年9月,《中共中央 国务院关于全面实施预算绩效管理的意见》(中发〔2018〕34号)文件明确提出:以全面实施预算绩效管理为关键点和突破口,解决好绩效管理中存在的突出问题,推动财政资金聚力增效,提高公共服务供给质量,增强政府公信力和执行力。公立医院财政补助资金的预算绩效管理,对医院的运营管理、成本管控提出了新的要求。

(二)成本在公立医院财政补偿中的具体应用

1. 为财政补偿的政策制定调整提供重要依据 开展成本核算,能全面掌握医院医疗业务成本、医疗成本、医疗全成本和医院全成本情况,通过医院自身的纵向比较、同级同类医院间的横向对比,可以总结分析目前财政总体补偿水平及各医院的运行效率、财政补助的差异,科学评估财政补偿的合理性和科学性,从而为财政补偿政策的制定调整提供重要依据。

2. 为财政经费的预算绩效管理提供数据支撑 预算编制环节,医院应当设置与成本相关的绩效指标,突出绩效导向;预算执行环节,应当动态监测预算开支的合理性、预算任务完成的协同性,加强绩效监控;决算环节,应开展成本效益绩效评价,全面衡量医院运行效率、核心业务实施效果、政策项目资金实施效益,评价结果将作为政策调整、预算安排和改进管理的重要依据。

四、案例示范

(一)项目成本测算在某地区某试点医疗卫生机构成本定价中的应用

2019年,某地区医疗卫生机构医疗服务收入占医疗收入比重为24.92%,距离国家≥35%的目标还有较大差距。调整、优化医疗收入结构和比价关系是深化公立医院综合改革一项刚性指标,为加快改革步伐,2020年该地区医改领导小组秘书处牵头,启动了调整、优化医疗收入结构试点工作。

1. 试点工作思路 深化医疗、医保、医药"三医联动"改革，坚持"管控成本、腾笼换鸟"的思路，选择试点医院，将医疗收入结构优化调整的方案用于试点医院，从而推广到地区全部医疗机构，由领导小组制订实施方案，设置调价启动条件、优化选择调价项目、合理测算调价空间、提出具体费用管控措施，积极探索调整优化医疗收入结构有效路径。

2. 试点工作原则 坚持以目标为导向、以控费换比价、"腾笼换鸟"、不增加群众负担、体现医务人员价值五大基本原则。

3. 试点具体目标 门诊、住院次均费用不高于上年度水平；医疗服务收入占比 25% 以上。

4. 组织试点医院开展相关测算工作

（1）调价空间、控费目标测算：根据试点医院上年度收支运营分析，结合试点目标，经测算和审批，医院总体控费目标为：药品耗材须通过目录准入、降低采购价格及使用环节管控减少收入 1 亿元；检查检验需减少收入 0.62 亿元，其中通过调价直接减少 0.22 亿元，通过管控减少 0.40 亿元；医疗服务收入同步通过调价增加 0.95 亿元。医院药品、耗材、检查检验管控费用总体价格补偿率为 52%。

（2）调价项目遴选和调价幅度核定：组织地区临床医技科室专家，完成医院4 000 余项医疗服务项目基础信息梳理，完成常规 3 300 余项医疗服务项目成本消耗、技术难度、风险程度、周边省市价格对比等基线数据调查。根据医疗服务项目基线调查成本数据，结合核定调价空间，坚持"优先选择技术劳务占比高、成本和价格严重偏离的医疗服务项目，提高体现技术劳务价值的医疗服务价格，支持历史价格偏低、医疗供给不足的薄弱学科，降低设备物耗占比高的检查检验和大型设备治疗价格"的原则，最终完成调价项目的遴选和调价幅度的核定，详见表9-4。

表9-4 调价项目遴选及调价幅度情况一览表

类别		调价方向	项目数/项	平均幅度/%	影响金额/万元	占调整额比重/%
医疗服务	综合	调增	80	45	5 144.00	70
	临床诊疗	调增	263	30	480.00	7
	介入手术	调增	25	5	31.00	0
	手术治疗	调增	992	43	3 766.00	52
	康复	调增	18	10	26.00	0
	中医	调增	61	13	53.00	1
	小计	调增	1 439	—	9 500.00	130

续表

类别		调价方向	项目数 / 项	平均幅度 /%	影响金额 / 万元	占调整额比重 /%
检查化验	检验	调减	48	−14	−1 331.00	−18
	医学影像	调减	15	−15	−869.00	−12
	小计	调减	63	—	−2 200.00	−30
总计		—	1 502		7 300.00	100

5. 按照测算结果研究制定工作实施方案 制定《医院调整优化医疗收入结构试点工作实施方案》,明确工作目标、主要任务和责任分工,确保试点工作系统谋划,统筹推进;制定《医院调整优化医疗收入结构试点工作预警监测风险防范工作机制》,有效防范和处置试点工作中可能出现的各类舆情风险。

6. 试点工作初见成效 通过成本测算和成本管控,辅助试点地区的定价调整工作。试行 3 个月,医院医疗收入较上年度增幅为 3%,较上年度 15% 增幅明显放缓,有效减缓医保基金压力;患者门诊、住院次均费用较上年度分别降低 5元、657 元,医疗费用得到有效控制;医疗服务收入占比达到 30% 以上,收入结构逐步优化,医疗服务比价关系日趋合理。

(二)项目成本测算在某地区中医医疗服务项目成本定价中的应用

2012 年,国家发展改革委会同卫生部、国家中医药管理局正式对外发布《全国医疗服务价格项目规范(2012 年版)》,要求各地全面规范医疗服务价格管理,进一步减轻患者负担。《全国医疗服务价格项目规范(2012 年版)》将中医医疗项目分列于综合、中医两大类中,共 337 项。

我国医疗服务为国家制定项目,各省市自主制定价格。2014 年,某地区中医医疗服务收费价格已有十余年未进行调整,某地区中医管理部门组织专家对当地中医医疗服务项目进行了两项工作:一是对现行的中医医疗服务的定价、开展情况进行调研,并采集数据对现行的中医医疗服务项目进行成本核算;二是在国家规范的基础上,结合当地情况和专家建议对项目的操作时间、难度、风险等进行再论证、调整,并对新规范中的中医医疗服务项目进行成本测算。

1. 利用比例系数法对现行 104 项中医医疗服务项目进行成本核算,其中亏损项目占 97%。

对该地区开展的中医医疗服务项目采用比例系数法进行核算,调研的 13家中医医院,收集样本医院的科室成本信息、项目服务量、操作时间等基本信息,对现行 104 项现行的中医医疗服务进行统一项目成本核算(图 9-4、图 9-5)。

104 项中医药服务项目中有 101 项中医药服务项目存在不同程度亏损,亏损项目占全部调查项目的97.1%。其中,现行收费尚不足成本50%的项目占项目总数的89.29%。该地区中医药服务项目的收费成本覆盖率严重不足。

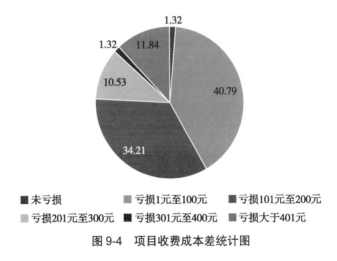

图9-4 项目收费成本差统计图

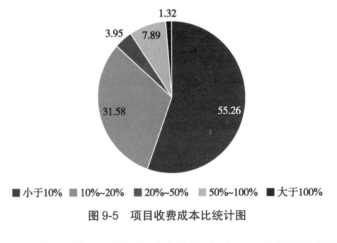

图9-5 项目收费成本比统计图

2.利用当量法和时间驱动作业成本法结合对514项新规范调整项目进行成本测算,测算结果辅助了地方价格调整决策,作为中医医疗服务价格调整重要依据。

在《全国医疗服务价格项目规范(2012版)》的基础上,对当地的中医医疗服务项目进行再核实、调整,共整理出514项中医医疗服务项目,这些项目的项目内涵、操作时间、技术难度和风险程度均与现行的项目有所差异,属于新项目成本测算。由于项目数量较多,且中医医疗服务主要以人力成本为主,因此将514项中医医疗服务项目进行分组,采用了当量法与时间驱动作业成本法结合的方式对这些项目进行了成本测算,测算结果为当地进行中医医疗服务价格调整奠定了基础(表9-5)。

表9-5 部分新规范中医医疗服务项目成本测算结果表

单位:元

序号 (1)	分组 (2)	项目名称 (4)	每单位项目平均成本 (5)=(6)+(7)	分摊成本(6)	直接成本(7)			调整后价格
					小计 (7)=(8)+(9)	直接人员成本 (8)	直接材料成本 (9)	
1	中医外治	中药化腐清创术(大)	200.59	117.34	83.25	52.75	30.50	86.00
2	中医骨伤	脊柱骨折手法整复术	397.58	222.77	174.81	167.31	7.50	158.00
3	中医推拿	基本手法推拿治疗	19.64	10.87	8.77	8.77	0	15.00
4	中医推拿	寰枢关节失稳推拿治疗	94.36	59.02	35.34	35.34	0	44.00
5	中医推拿	腰椎间盘突出推拿治疗	108.72	48.03	60.69	60.69	0	77.00
6	针刺灸法	普通拔罐治疗	36.86	19.02	17.84	15.34	2.50	18.00
7	针刺灸法	普通针刺	71.04	43.47	27.57	25.07	2.50	26.00
8	针刺灸法	火针治疗	59.04	33.58	25.46	22.96	2.50	22.00
9	特殊治疗	刮痧治疗	44.09	27.17	16.92	16.92	0	15.00
......	......	......	......	......	......	......	......	......

第三篇

其他卫生机构成本管理

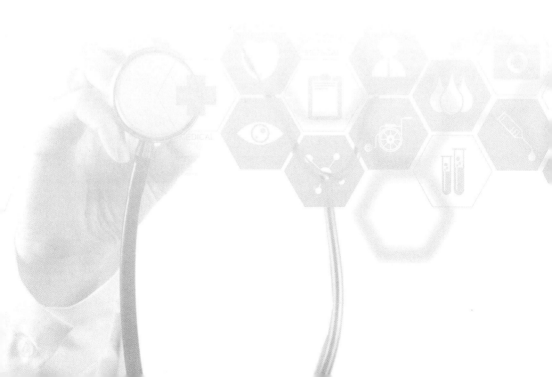

第十章 社区卫生服务机构成本管理

第一节 社区卫生服务机构成本测算

一、社区卫生服务机构成本测算特点

成本核算以成本会计为基础,是连续性的;成本测算则根据特定目标进行推测计算,是非连续的。在我国,社区卫生服务机构相较于医院而言,由于其起步较晚、规模较小、财务基础较弱等原因,采用成本测算对成本对象进行成本归集与测算。社区卫生服务机构成本测算与医院成本核算相比有如下几个特点。

(1)社区卫生服务功能定位范围更广泛,服务内容特异性较强,服务量较难统计。社区卫生服务机构的防治结合的功能定位要求社区卫生机构既要提供收费的基本医疗服务,又要提供免费的公共卫生服务。从成本测算角度分析,基本医疗服务与医院的医疗服务项目性质相同,均为面向个人并按政府定价收费,能确定服务工作量,因此在测算方法上可以借鉴医院医疗服务项目测算的方法。但是公共卫生服务项目是面向人群的,较难界定服务的内涵和边界,较难统计服务量,且部分项目具有主动服务、上门服务的特点,还要考虑交通成本等因素,这也造成社区卫生服务成本测算更为复杂。

(2)社区公共卫生服务的内涵与外延不断扩大,新增项目成本测算需求不断增大。受突发公共卫生事件的影响和居民对健康的需求不断扩大等因素的影响,社区卫生机构提供的服务内涵和外延不断扩大,这些新增的服务需要的人力补充、财力补偿等均需要科学合理的成本数据作为依据。

(3)社区卫生服务机构执行《政府会计制度》后,基于权责发生制的财务会计为成本测算提供了基础。社区卫生服务机构从 2019 年开始执行《政府会计制度》,规定采用"双基础、双功能、双报告"进行会计核算。由于本次会计制度改革,社区卫生服务机构在财务会计中首次采用权责发生制进行核算,开始了固定资产折旧、无形资产摊销等会计核算工作,为开展成本测算工作奠定了基础。

（4）《政府会计制度》中未要求社区卫生服务成本测算，社区卫生服务机构开展成本测算的主要目的为财政补偿提供依据。由于社区卫生服务机构成本测算工作起步较晚，基础较弱，尚无相关的制度要求社区开展成本测算工作。从文献检索来看，目前社区卫生成本测算主要是以服务项目为测算对象，以科室、病种等为测算对象的研究较少。主要测算目的是为财政补偿、政府购买服务等提供依据，社区基于自身管理需求主动进行成本测算的较少。因此，本书也更多地从社区卫生服务项目成本的角度进行测算方法的总结和探讨。

（5）社区卫生服务财务和信息化基础较差：社区卫生服务机构财务和管理人员较少，信息化基础较弱，因此开展成本测算需要的基础财务数据、业务数据等统计调查均有难度，这也导致了在社区开展成本测算难度较高。

由于目前社区卫生服务机构成本尚无制度要求，具有时间间断性，应用目的多为政府决策服务，应用范围更具针对性、预测性的特点，社区卫生服务机构开展成本测算时不能完全照搬医院成本核算方法，现阶段社区卫生服务机构根据实际情况和需求探索出符合政策要求和社区卫生服务特点、科学、简便且便于测算新增项目的成本测算方法。

二、社区卫生服务成本测算方法

由于目前还没有国家层面对社区卫生服务机构开展成本测算的统一要求，各社区卫生服务机构开展成本测算主要是根据各自不同需求开展，并且政府部门委托研究较多，主要的成本测算方法为有关学者在开展社区卫生服务成本测算中实际经验的总结。

（一）比例系数法

比例系数法，属于"自上而下"的成本测算方法。2002年，复旦大学公共卫生学院对广东、江苏、陕西以及河北等4省12市的社区卫生服务项目采用该方法进行成本测算，主要采用以时间为系数。2008年北京中医医院大学对北京月坛社区卫生服务机构进行了成本测算，对该方法进行了进一步的优化和完善，基本步骤如下。

（1）将社区卫生服务机构的科室划分为直接成本中心和间接成本中心。直接成本中心主要包括社区卫生服务中心的医疗服务部门和公共卫生等提供医疗、公共卫生服务的部门；间接成本中心主要由为直接成本中心提供服务的辅助科室及后勤保障部门、行政办公所属的科室组成。

（2）测算各成本中心（科室）成本，即对各科室的成本进行分类的归集和计算。

（3）间接成本中心的成本分摊，选择适当的系数按受益原则分摊给相应的直接成本中心或服务项目，可以采用阶梯分摊法（逐步分摊法）。

（4）测算社区卫生服务各直接成本中心成本。

（5）根据测算所得具体社区卫生服务科室的成本和调查所得社区卫生服务项目全年工作量、每项服务平均耗用时间和参加人员数，可计算社区卫生服务项目成本。以工作量、服务时间和参与人员数等综合确立分摊权重，结合项目服务量计算各项目总成本，再计算得到各项目的每单位成本。

权重=某项服务全年工作量×每单位服务时间×每单位服务参加医务人员数/Σ（某项服务全年工作量×每单位服务时间×每单位服务参加医务人员数）

某项服务年总成本=项目总间接成本×该项服务权重+该项目直接成本

其中：某项目直接成本为直接归集到该项目的人力成本、不单独收费的卫生材料成本、固定资产折旧成本。

项目总间接成本=科室直接成本−Σ科室内所有项目直接成本+科室间接成本

某项目每单位服务成本=某项服务年总成本/全年服务量

社区卫生机构的比例系数法基本沿用了医院项目成本测算中比例系数法的方法逻辑，先将社区卫生服务中心总成本分摊为科室成本，再将科室分摊到服务项目的思路，与医院比例系数法相比，最大差异在于简化了分配系数，分配系数多采用时间分配系数。

（二）作业成本法

作业成本法属于"自下而上"的成本测算方法。作业成本法首先追溯成本到作业，然后追溯到产品和其他成本对象，其内在假定是作业消耗资源，产品和其他成本对象消耗作业。作业成本法的基本步骤如下。

（1）识别、定义作业和作业的关键属性并进行分类。

（2）分配资源到作业。

（3）分配间接作业的成本到直接作业。

（4）识别成本对象和确定特定成本对象消耗各种作业的数量。

（5）计算直接作业分配率。

（6）分配作业成本到成本对象。

目前查找的文献中，将作业成本法引入到社区卫生服务成本测算的均为理论探索或个别项目的测算，基本思路同样沿用了医院医疗服务项目成本核算的作业成本法的逻辑，因为作业成本法较为复杂，目前在社区卫生服务机构的推广性不强。

（三）当量法

1. 方法简介 当量法属于"自下而上"的方法，世界卫生组织（WHO）于1998年提出了将当量法用于测算卫生技术人员配置的需求，后来这一方法被广泛应用。2012 年北京中医药大学管理学院和首都儿科研究所卫生发展研究室在北京市将"标准服务当量值"的概念引入社区卫生服务成本测算中,将各类服务或活动的工作"人时数"进行当量值转化,从而可以直接相加和比较各类服务的工作量。这种方法在社区卫生服务成本测算中被广泛使用。2015 年浙江省开展基于标化当量法的补偿改革试点工作,2017 年印发《关于全面推进基层医疗卫生机构补偿机制改革的实施意见》(浙财社〔2017〕63 号),按照各项目标化工作当量和各项目的实际服务数量,计算项目总工作当量,并根据购买服务可用资金总量,确定每单位标化工作当量财政付费标准。2016 年北京市昌平区出台《基层医疗卫生机构运行机制改革工作实施方案(试行)》(昌卫办发〔2016〕418 号),基于标化当量法测算各机构基本服务项目当量值,对开展基本项目的成本予以合理补偿。上海、天津和广东省珠海市等地也相继开展基层医疗卫生机构标化当量法的测算研究与应用。

2. 测算步骤

(1)确定成本测算对象:可以根据政策文件、文献研究、现场调研以及专家咨询等途径,确定用于成本测算的社区卫生服务项目。社区卫生服务项目包括基本医疗服务项目和公共卫生服务项目等,可以根据全面测算或者重点测算,梳理全部或部分重点服务项目作为成本测算对象。成本测算对象选择的最基本原则是可统计服务量。

(2)确定标准当量值:标准当量(或基准当量)需要在现场验证和专家论证等基础上确定。如标准服务当量可以选取社区开展最广泛、可比性较强的服务项目,如将 1 次标准的门诊服务作为 1 个标准当量,即 1 名门诊医师接诊 1 名患者 15 分钟的工作量作为 1 个标准当量,1 次标准门诊服务内容包括询问病史、体格检查、开具检查单、规范的诊疗记录、健康指导。

(3)确定服务项目当量值:收集并确定所开展的各个服务项目所需时间(分钟)和人数。可以通过现场调查和专家咨询的方法确定,在当量值确定时,除了人时外,也可以综合考虑服务项目相当于标准服务当量的技术难度和风险程度。成本测算对象及当量值举例,见表 10-1。

表 10-1 社区卫生服务成本测算对象及当量值举例

项目分类	项目名称	单位	当量值
基本医疗	普通门诊(标准当量)	人次	1.00
	肌内注射	人次	0.50
	普通拔罐治疗	次	1.80
	彩色多普勒(电脑声像)检查	人次	7.90

续表

项目分类	项目名称	单位	当量值
公共卫生	新建精神病患者档案	份	3.50
	新建孕产妇档案	份	2.50
	举办健康知识讲座	次	40.00
	疫苗接种（门诊）	人次	1.60
	PCR 新冠病毒核酸检测（咽拭子）	人次	0.20

（4）工作量和总当量：收集社区卫生服务机构开展的各个服务项目工作量，利用以下公式计算得到总当量。

　　某服务项目总当量＝某服务项目每单位当量值×某服务项目工作量

　　服务机构总当量＝∑（某服务项目每单位当量值×某服务项目工作量）

（5）成本归集和计算：成本数据可以通过财务报表收集。成本数据期间与服务项目工作量期间应保持一致。此外，在测算成本时需要先剔除单独收费的药品和耗材成本。

（6）计算标准当量成本

　　　　　　　　标准当量成本＝总成本／总当量

　　　　　　　标准当量人员成本＝总人员经费／总当量

标准当量不单收费药品和耗材成本＝总不单收费药品和耗材成本／总当量

（7）计算各服务项目成本

　　每单位服务项目成本＝标准当量成本×某服务项目每单位当量值

　开展某服务项目成本＝某服务项目每单位当量值×某服务项目工作量

（8）社区卫生服务机构每单位当量成本测算模型

每单位当量成本测算模型（当量成本合计）：

$$Y = X \times (1+a)^n$$

其中：Y 表示预测某年社区卫生服务每单位当量成本；X 表示每单位当量成本基期数值；a 表示每单位当量成本增长速度。数据 a 需要利用 5 年或者 5 年以上数据计算。

社区卫生服务机构的当量法在传统方法基础上进行了简化，主要是省去了科室成本核算环节，直接将社区卫生服务中心总成本分摊到服务项目上，大大降低了测算难度，对于社区卫生服务机构成本测算更具推广性。

此外，采用当量法的优势在于可以通过当量统一社区的基本医疗服务和公共卫生服务，以"人时"作为一把"标尺"，能够将机构工作量标化并可比，可以作为反映机构工作绩效的重要工具之一。但是这种方法受当量值影响大，为使测算结果更合理，其最大的难点在于标准服务当量的确认、其他项目相对于标准服务项目当量的确认。

（四）标化价值法

上海市卫生和计划生育委员会和上海市卫生发展研究中心在当量法的基础上提出标化价值法，并在上海市进行测算。标化价值是对各项目资源消耗的价值测量，包括技术劳务及成本消耗。标化技术劳务价值主要依据基本人力消耗及耗时测定，同时考虑技术难度及风险程度；标化物耗价值以直接物耗成本代替，主要测定直接变动成本，如一次性耗材和低值易耗品等，不含可另外收费的卫生材料费和其他费用。另外，对于间接成本，如固定资产折旧、无形资产分摊及能耗、水电等较难标化项未纳入标化价值。

$$标化价值 = \sum 标化技术劳务价值 + \sum 标化物耗价值$$

标化技术劳务价值测算具体公式是：

$$Y = \left[\sum_i^n \frac{X_i}{工作月 \times 工作日 \times 工作时间}(k_i \times T \times L_i) \right] \times a$$

$$a = \left(1 + \frac{项目技术难度 \times 技术风险}{基线项目技术难度 \times 技术风险} \right)$$

其中，X_i是各级医院各类医师的目标薪酬；k_i是需要的医务人员数；T指项目花费的时间；L_i指医务人员技术类别、职称、医院级别等。a为技术难度和技术风险的权重，根据不同项目板块进行分别设定。

标化价值法与当量法类似，是在当量法主要考虑操作时间的基础上，同时考虑技术难度和技术风险，因此对于项目操作时间、技术难度、风险程度数据的获得是本方法的难点。

（五）各类方法比较

社区卫生服务机构成本核算方法尚在研究探索中，社区卫生服务机构或者社区卫生管理部门可以根据条件，选择或探索合适的成本测算方法。常见的四类成本测算方法的总结对比情况，见表10-2。

比例系数法属于自上而下的成本测算方法，是最早应用于公共卫生和社区卫生服务成本核算的方法，基本沿袭了医院医疗服务项目成本核算思路，采用完全成本法，需要先核算科室成本再核算项目成本，但是与医院不同，医院因为规模较大，按照科室分配绩效，存在科室成本核算的内生动力，且2010年制度就要求全部公立医院均要核算科室成本，因此会计信息、核算方法等均已相对完善。但社区卫生服务机构没有科室成本核算基础，因此应用本方法有一定难度,且自上而下的方法需要核算所有项目成本,对新增服务项目成本核算不够灵活。此外,如果测算的项目或者活动涉及多个部门,成本精确性相对较差,由于受到权重和分摊系数的影响,成本测算的结果可能难以真实反映实际的资源消耗情况。

作业成本法属于自下而上的成本测算方法,自下而上法更有助于跟踪相关机构或者个人对项目的贡献,有助于成本管理。成本测算的层级越多或者涉及的机构越复杂,则自下而上法测算的成本越准确。但是作业成本法相对于其他自下而上的成本核算方法而言,更为复杂,核算层级需要先从机构分摊到科室,再划分作业,将科室成本根据资源动因分摊到作业,再根据作业动因计算项目成本。由于作业成本法的复杂性,对机构财务、数据基础等要求较高,目前社区卫生服务机构的核算基础尚不能满足,限制了其在社区卫生服务机构实际推广使用。

当量法及标化工作量法同属于自下而上成本测算方法,新医改后对社区卫生服务成本测算探讨较多,且在实际财政补偿中探索应用的两类方法,分析两类方法有如下共性特征。

(1)均以"时间"为成本测算的主要参数,符合社区卫生服务特点。社区卫生机构提供的基本医疗和公共卫生服务,均以技术劳务类为主,两类方法主要利用"时间"的消耗来测算服务的成本,同时满足社区卫生基本医疗和公共卫生服务的特点。

(2)成本测算相对简化,适应性更强。相较于作业成本法,当量法和标化工作量法相对简单,可省略科室成本核算环节,数据采集和核算难度相对降低。两类方法均可实现由机构成本核算直接核算服务项目成本,能够满足核算和管理要求。

(3)能够快速测算新增服务项目成本,满足社区服务发展的需求。由于两类方法是自下而上核算,且以时间为主要参数,因此能够较为快速的测算新增项目成本,满足社区卫生服务内涵和外延不断扩大的发展需求。

(4)两类方法提供了统一"标尺",能够为社区卫生服务机构的绩效管理、财政补偿和人员补充等提供依据。不论是当量,还是标化工作量,均提供了一个统一的"标尺",使得基本医疗服务和公共卫生服务拥有相对统一的衡量标准,不同的服务类型的服务量获得可比性。两种方法能够将社区卫生服务的工作量、成本消耗统一量化,为社区卫生服务机构内部绩效管理、主管机构对机构的绩效管理、补偿等均提供科学依据。

因此,目前四类方法中当量法和标化工作量法的成本核算结果能够定量的测算各社区卫生服务机构开展各项服务消耗的人、财、物等各项成本，且能快速测算新增服务成本，为公益一类财政保障标准的制定提供动态补偿依据，保障机构的正常运转；此外，当量法和标化工作量法两类成本方法还可以通过当量和标化工作量的核算，使得基本医疗服务和公共卫生服务等各项工作内容具有相对统一的标准衡量，能够为公益二类绩效管理提供评价依据，提升机构的服务效率。当量法与标化工作量法两种成本核算方法，相较于其他社区成本核算方法，更适应社区卫生服务成本核算需求，更具可行性和推广性。

表 10-2　社区卫生服务成本方法比较表

方法名称	主要测算思路	测算基础层级	方法难点	方法复杂程度	迅速估计新项目成本
比例系数法	先核算科室成本，再通过如时间、收入、工作量等比例系数将科室成本分摊至项目成本	中心级—科室级—项目级	科室成本的测算、分配系数的取得和分配	较难	较难
作业成本法	按照资源动因将资源费用分配至各项作业，计算出作业成本，然后再根据作业动因，将作业成本分配至项目	中心级—科室级—项目级	作业划分、资源动因确定、作业动因确定	非常难	较难
当量法	选择代表性项目为标准当量并将项目的操作时间进行当量值转化，调查其他项目相对于标准当量的当量值，通过将当量值相加，计算标准当量成本，从而计算其他项目成本	中心级—（科室级）—项目级	标准当量的确定、各项目当量值的取得	较容易	较容易
标化工作量法	含技术劳务及成本消耗。其中标化技术劳务价值主要依据在基本人力消耗及耗时测定基础上，同时考虑技术难度及风险程度，成本消耗是医疗业务成本中直接变动成本	中心级—（科室级）—项目级	项目时间、操作难点、风险程度的取得	较容易	较容易

第二节　社区卫生服务机构成本测算应用实例

一、某地区七家社区卫生服务项目成本测算实例

　　鉴于某地区社区卫生服务机构财务和数据基础，选择较为简单的当量法对其中 7 家社区卫生服务样本机构进行成本测算，并在传统当量法的基础上，进一步简化测算。测算流程见图 10-1。

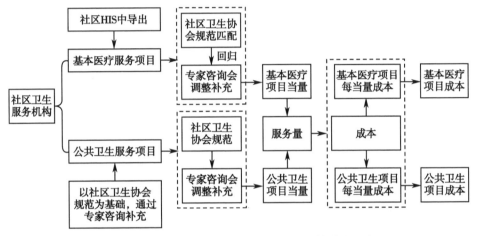

图 10-1　社区卫生服务项目成本当量法核算技术路线

（一）社区卫生服务机构成本测算数据来源

　　财务数据主要来自各机构的卫生健康财务年报。基本医疗服务项目及服务量数据由各机构 HIS 中导出。公共卫生项目通过专家咨询确定，服务量数据由各机构自行填报。人员数据来自卫生财务报表和机构填报。

（二）社区卫生服务机构成本测算步骤

　　（1）步骤一：确定标准服务当量。通过实地调研、专家咨询等方法确认标准服务当量的数值，标准服务当量以 1 次标准的门诊服务作为 1 个标准当量，案例机构采用 1 名门诊医师接诊 1 名患者 15 分钟的工作量作为 1 个标准当量。

　　（2）步骤二：确认服务项目当量值。基本医疗与公共卫生项目当量值参考相关协会组织规定的项目当量值，部分项目当量值，见表 10-3。

　　（3）步骤三：计算服务项目当量和各机构总当量。

　　某服务项目总当量＝某服务项目每单位当量值×某服务项目工作量

　　服务机构总当量＝Σ（某服务项目每单位当量值×某服务项目工作量）

表 10-3　某地区 7 家机构公共卫生服务项目当量值（部分）

项目类别	项目名称	单位	当量值
预防保健	新建精神病患者档案	份	3.5
预防保健	新建孕产妇档案	份	2.5
预防保健	新建 0~6 岁儿童档案	份	2.5
预防保健	新建残疾人档案	份	2.5
预防保健	更换健康教育宣传栏	次	10.0
预防保健	开展公共健康咨询活动	次	40.0
预防保健	举办健康知识讲座	次	40.0
预防保健	疫苗接种（门诊）	人次	1.6
预防保健	疫苗接种（卡介苗）	人次	2.6
预防保健	新建儿童免疫规划档案（建册）	人	2.5
预防保健	设立临时接种点	份	20.0

20XX 年，某地区 7 家社区卫生服务中心基本医疗服务当量值合计为 350.91 万当量，其中编号为 C1 的机构其基本医疗服务当量最高为 116.76 万当量，而编号为 C7 的机构基本医疗服务当量最低，为 15.14 万当量。7 家机构公共卫生服务当量合计为 441.65 万当量，其中 C3 机构的公共卫生服务当量居于 7 家机构首位，为 97.49 万当量，见表 10-4。7 家机构基本医疗服务当量差异较大，经实地调研与专家咨询，与机构规模和服务人口存在一定的关系。

表 10-4　20×× 年，某地区 7 家社区卫生服务中心当量值情况

单位：万当量

机构	基本医疗服务当量	公共卫生服务当量	当量合计
C1	116.76	83.93	200.69
C2	86.53	71.21	157.74
C3	56.64	97.49	154.13
C4	32.66	79.48	112.14
C5	20.95	38.99	59.94
C6	22.23	38.07	60.3
C7	15.14	32.48	47.62
合计	350.91	441.65	792.56

（4）步骤四：成本归集和计算。7 家社区卫生服务机构成本数据主要来自财务报表。借鉴医院成本核算项目，将其类推至社区卫生服务机构，包括人员经费、卫生材料费、药品费、固定资产折旧费、无形资产摊销费、提取医疗风险基金、其他运行费用 7 大类。

与基本医疗服务当量对应,基本医疗服务项目成本核算剔除单独收费的药品及单独收费的卫生材料成本,考虑到机构运营成本基本由医疗活动负担,因此单位管理费用全部分摊给基本医疗。基本医疗服务成本分摊包括人员费用、不单独收费的卫生材料费、固定资产折旧费、无形资产摊销费、提取医疗风险基金、其他运行费用、单位管理费用7类,见表10-5。

表10-5　某地区7家社区卫生服务中心基本医疗成本构成情况

单位:万元

机构	基本医疗费用	人员费用	不单独收费的卫生材料费	固定资产折旧	无形资产摊销费	提取医疗风险基金	其他运行费用	单位管理费用
C1	5 414.99	3 862.48	160.02	335.94	0	148.51	716.42	191.63
C2	5 841.59	3 932.91	274.07	261.27	0	14.35	1 254.01	104.99
C3	5 160.68	3 332.02	218.36	87.45	0	11.17	964.11	547.56
C4	4 113.58	2 679.32	145.84	260.93	0	11.47	885.05	130.95
C5	2 178.50	1 275.47	48.82	145.05	0.13	4.28	343.23	361.51
C6	4 420.68	2 835.99	68.73	277.34	0	12.44	975.68	250.50
C7	4 124.26	2 286.22	26.44	88.44	0	4.47	1 536.86	181.83

公共卫生服务成本分摊项目仅包括人员费用、不单独收费的卫生材料费、其他运行费用3类,见表10-6。

表10-6　某地区7家社区卫生服务中心公共卫生成本构成情况

单位:万元

机构	公共卫生费用	人员费用	不单独收费的卫生材料费	其他运行费用
C1	2 891.75	2 495.62	—	396.13
C2	707.62	548.63	50.56	108.43
C3	1 268.65	1 134.29	85.09	49.26
C4	770.42	654.82	2.48	113.12
C5	314.72	277.79	7.39	29.54
C6	594.81	503.21	1.24	90.35
C7	242.37	199.92	13.61	28.84

(5)步骤五:计算单位当量成本。7家社区卫生服务中心平均1个标准基本医疗服务当量成本为129.46元;其中,人员经费和其他运行费用最高,分别为79.84元和32.36元,合计占比高达86.67%,机构之间的基本医疗当量成本差异较大,见表10-7。

表 10-7　某地区 7 家社区卫生服务中心 1 个标准基本医疗服务当量的成本构成

单位：元/当量

机构	基本医疗费用	人员费用	不单独收费的卫生材料费	提取医疗风险基金	固定资产折旧	无形资产摊销	其他运行费用	单位管理费用
C1	46.38	33.08	1.37	1.27	2.88	0	6.14	1.64
C2	67.51	45.45	3.17	0.17	3.02	0	14.49	1.21
C3	91.11	58.82	3.86	0.20	1.54	0	17.02	9.67
C4	125.94	82.03	4.47	0.35	7.99	0	27.10	4.01
C5	104.00	60.89	2.33	0.20	6.92	0.01	16.39	17.26
C6	198.85	127.57	3.09	0.56	12.48	0	43.89	11.27
C7	272.40	151.00	1.75	0.30	5.84	0	101.51	12.01
平均值	129.46	79.83	2.86	0.44	5.81	0	32.36	8.15

7 家社区卫生服务中心平均 1 个标准公共卫生服务当量成本为 14.04 元，人员经费是每公共卫生服务当量的主要成本，为 11.97 元，占比为 85.30%，机构之间的标准公共卫生服务当量成本也存在较大差异，见表 10-8。

表 10-8　某地区 7 家社区卫生服务中心 1 个标准公共卫生服务当量的成本构成

单位：元/当量

机构	公共卫生费用总额	人员费用	药品费	卫生材料费	其他公共卫生费用
C1	34.46	29.74	0	0	4.72
C2	9.94	7.70	0	0.71	1.52
C3	13.01	11.63	0	0.87	0.51
C4	9.69	8.24	0	0.03	1.42
C5	8.07	7.12	0	0.19	0.76
C6	15.63	13.22	0	0.03	2.37
C7	7.46	6.16	0	0.42	0.89
平均值	14.04	11.97	0	0.32	1.74

（6）步骤六：当量结果的应用。

1）计算人员超负荷情况：假设社区卫生服务中心人员是处于满负荷工作状态，测算机构全部人员每年的有效工作时间，并与服务项目开展所耗用的时间进行比较，计算社区卫生服务机构人员工作量负荷。

机构有效工作时间＝平均在职职工数×每人员有效工作时间

其中，每人员有效工作时间=251日×8小时×60分×70%；即人员处于满负荷状态时的工作时间，70%为平均每日有效工作率。

人员实际工作时间（即服务项目开展所耗用时间）=服务机构总当量×标准服务当量时间

每人员负担工作量比值=人员实际工作时间/机构有效工作时间

7家社区卫生服务中心公共卫生人均负担工作量比值均大于1，其中C1公共卫生人均负担工作量比值最高，为2.65，说明C1每位公共卫生人员承担的工作量相当于2.65个人的工作量，存在严重超负担工作的情况。基本医疗人均负担工作量同理，见表10-9。

表10-9 某地区7家社区卫生服务中心每人员负担工作量比值

机构	医疗人均负担工作量比值	公共卫生人均负担工作量比值	平均人均负担工作量比值
C1	1.25	2.65	1.61
C2	1.13	2.37	1.48
C3	0.78	1.81	1.21
C4	0.71	1.80	1.25
C5	0.89	1.68	1.28
C6	0.44	1.14	0.71
C7	0.54	1.11	0.83

注：1当量=15分钟。

2）计算机构资金缺口：将基本医疗收入构成与基本医疗成本进行对比，可了解到机构基本医疗资金缺口。政府办社区卫生服务中心的公共卫生收入来源主要为财政资金补偿，将公共卫生收入与公共卫生成本进行对比，可了解到机构公共卫生资金缺口，进行专项补偿。根据图10-2可知，机构C4、C5和C7仅依靠自身医疗收入和财政基本拨款收入即可运营，实现收支平衡，机构C1、C2、C3、C6在包含财政项目拨款的情况下仍处于亏损状态。根据图10-3可知，除机构C4、C5和C7外，其余4家机构公共卫生均存在资金缺口。

3）测算新增项目成本：当社区卫生服务机构新增服务项目时，管理部门可以通过测算新增服务项目当量，进而确定成本作为财政补偿依据。

各社区卫生服务机构在成本测算的过程中，一方面可认识到自身成本管理的不足；另一方面当社区新增服务项目时，可通过测算新增项目的当量值得到新增项目成本，以此作为定价或申请财政补偿的相关依据。

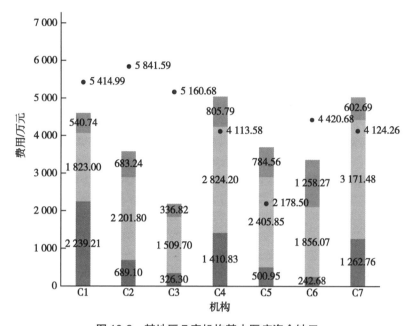

图 10-2　某地区 7 家机构基本医疗资金缺口

■ 医疗收入　■ 财政基本拨款收入　■ 财政项目拨款收入　● 基本医疗成本

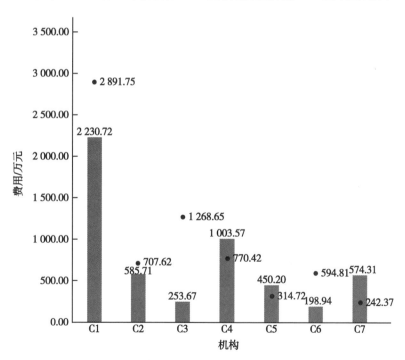

图 10-3　某地区 7 家机构公共卫生资金缺口

■ 公共卫生收入　● 公共卫生成本

二、中医"治未病"项目成本测算实例

为充分发挥中医在疾病防治中的作用,拟将中医体质辨识服务、儿童中医调养服务和产妇中医调理服务 3 项中医服务纳入公共卫生服务项目,为居民免费提供服务,为确定政府购买服务的补偿标准,对 3 项中医公共卫生项目进行成本测算,为政府购买中医公共卫生服务包提供参考(表 10-10)。

表 10-10 "中医体质辨识服务"成本测算表

项目名称	每单位服务时间 / 分	当量值	全国每单位成本 / 元	预计全国年工作量 / 万人次	预计全国年总成本 / 万元	预计平均每人口成本补偿 / 元
中医体质辨识	30	2.00	8.03	4 757	38 198.71	0.28
中医保健个体化随访指导	20	1.33	5.35	4 757	25 449.95	0.19
"中医体质辨识服务"项目合计	50	3.33	13.38	4 757	63 648.66	0.47

以"中医体质辨识服务"成本测算为例进行说明。中医体质辨识服务是针对成年人日常生活中常见健康问题,通过中医体质辨识对成年人健康状况进行中医体质分类,根据不同体质给予相应的养生保健知识、常见疾病预防等中医健康指导,降低疾病患发病率、改善健康状况、提高生活质量。服务项目开展主要先面向 65 岁老年人群,包括中医体质辨识和中医保健个体化随访两项内容。结合以往社区成本测算课题研究成果,通过试点单位统计和专家咨询等,测算出该项目预计补偿金额。

中医治疗和健康指导具有简、便、易、廉的特点,在公共卫生方面应充分发挥中医特点,满足不同人群的健康需求,促进广大城乡居民的健康水平。将测算的中医"治未病"项目与以往研究中类似公共卫生服务项目的测算结果进行比较。

整体而言,3 项新增中医公共卫生服务的成本均低于现有的类似公共卫生服务项目成本,"中医体质辨识服务"与现有的"老年人健康管理"项目从不同方面对老年人的健康进行评估、指导,但是中医项目的成本较其有一定优势;"0~3 岁儿童中医调养"和"产妇中医调理"可作为现有儿童和孕产妇健康管理的补充,在现有基础上增加少量的补偿即可更好地促进儿童和孕产妇的健康水平。此外,研究对中医公共卫生服务项目在试点社区的实施效果进行了评价,效果

良好,3项中医公共卫生项目均具有较好的成本效果(表10-11)。

表10-11　中医公共卫生项目与类似公共卫生项目成本比较

中医公共卫生项目名称	类似公共卫生项目名称	中医公共卫生项目每单位成本/元	类似公共卫生项目每单位成本/元
中医体质辨识服务	老年人健康管理	39.33	44.49
0~3岁儿童中医调养	0~3岁儿童健康管理	41.30	153.83
产妇中医调理	孕产妇健康管理	31.47	192.73

第十一章　公共卫生机构成本管理

第一节　公共卫生机构成本测算

一、公共卫生机构成本测算特点

与社区卫生服务机构类似,公共卫生机构成本测算同样具有发展时间晚、财务和信息基础薄弱的问题,2019 年公共卫生机构开始执行《政府会计制度》,为成本测算奠定了数据基础。

公共卫生机构自身的服务内容和范围及基础数据的可获得性使得公共卫生机构成本测算有如下特点。

(1)不同公共卫生机构的职能和服务内容差异较大,有不同的特点。以疾病预防控制中心为代表的是具有监测、管理和科研职能的机构,服务范围广。服务内容包括开展疾病预防控制、突发公共卫生事件应急处置;开展传染病、慢性病、突发公共卫生事件等监测与评价;开展疾病预防控制、突发公共卫生事件应急等科学研究和技术开发;开展公共卫生专业领域的教育、培训等。以急救中心为代表的是具有医疗救治服务和公共卫生服务双重职能属性的机构,主要是承担患者急救及转运等服务。二者提供服务的内容差别较大。

(2)公共卫生机构以提供公共卫生服务为主,但也有收费类服务项目。以急救中心为例,急救中心服务内容中急危重伤病患者的紧急医疗救治属于基本医疗服务,政策规定可按成本价格向患者收取费用,由政府提供支持;非急危重伤病患者的医疗服务属于一般医疗服务,按照"谁受益谁支付"的原则由患者自行支付费用;突发公共卫生事件紧急救援、大型集会活动医疗保障、公共急救知识普及等服务属于公共卫生服务,成本由政府承担。

(3)核算对象较难确认,机构工作量统计难度较大,成本测算困难。一方面,传统成本测算是建立在科室成本基础上,具备较完善的核算方法、核算体系和制度要求,而公共卫生机构财务基础比较薄弱,同时,公共卫生机构财务人员数量较少,信息化水平不足,财务信息很难达到成本测算要求;另一方面,公共卫生机构提供的服务较为综合,如疾病预防控制中心的服务内容包括面向人群的疾病预防控制业务活动,还有大量管理、科研、教学等活动,有时是交叉进行的,如何确认开展的服务项目,用统一的“尺子”量化统计各种性质的服务项目是公共卫生机构成本测算研究的内容所在。

公共卫生机构的上述特点决定了直接进行精细化成本核算不符合公共卫生机构的客观现实,需要从“简”到“繁”开展核算工作。本部分旨在根据现有的成本测算方法以及信息化的基础上,进行适宜性的创新,探索计算程序简易、数据较易获得、推广性和普及性兼具、便于动态调整、符合公共卫生机构服务特点成本测算方法。

二、成本测算的方法

虽然不同的公共卫生机构服务差异大,但是由于公共卫生服务机构成本测算需求主要以政府补偿和绩效评价为主,其测算的主体是开展的服务项目成本,因此可以参考医院和社区卫生服务机构项目成本核算方法。不同的专家和学者也对公共卫生服务机构的成本测算进行了有益的探索和实践。

(一)比例系数法

2002年,北京市疾病预防控制(预防医学研究)中心提出了公共卫生机构成本核算的思路和理论模型,分为两个层次进行。第一层次是科室成本核算,第二层次是公共卫生服务项目成本核算。2011年,北京中医药大学管理学院对北京市某区县疾病预防控制中心成本核算方法展开研究,进一步优化了公共卫生机构比例系数法。

总体核算思路如下。

(1)第一步:确定成本核算对象。根据不同的研究目的确定不同的成本核算对象,成本核算对象有机构、科室、服务项目、服务包等。

(2)第二步:确定成本范围。成本范围包括基本支出和专项支出。

(3)第三步:核算机构总成本。机构总成本是以机构为核算对象,核算机构年总支出。

(4)第四步:科室成本核算。依据国家对公共卫生机构实行的财务会计制度,根据成本分类,分别测算科室不同类别成本,其合计即为科室总成本。对于能够直接划分到科室的成本直接计入各科室的成本。不能直接计入科室的成本即科室共用的成本费用,根据成本的性质特点,选取科学、合理的分摊系数将成本分摊到各科室。

科室间接成本的归集：采用一次分摊法。将职能科室成本以人员系数为标准分摊到项目科室与检验科室。

（5）第五步：服务项目成本核算。关于公共卫生服务项目的成本核算方法，不同研究者提出了不同的思路。

北京市疾病预防控制（预防医学研究）中心提出的服务项目成本核算的思路是先把某些不直接提供技术服务的科室成本分摊到提供服务的科室，然后将直接科室的成本分摊到具体的服务项目，两次分摊需要确定不同的分摊系数和方法，这是进行成本核算的难点所在。

需要向其他科室分摊成本的有办公室、人事、后勤、器材等不直接提供技术服务的科室，称为间接科室，面向社会直接提供服务和咨询的技术科室，则称为直接科室。科室间的成本分摊，可考虑的方法有按人头分摊等。

科室间的成本分摊后，将直接科室的成本分摊到具体的服务项目，采用的方法可以有两种：一种是根据各个项目的收入占总收入的比例进行分摊；另一种是采用专家咨询的方法获得各项目之间资源消耗比例关系，再依据各项目工作量的大小进行成本分摊。

北京中医药大学管理学院提出的服务项目成本核算思路是将服务项目直接消耗的成本进行直接归集，检验科室成本、其他间接费用按不同方法分摊至服务项目。

服务项目直接成本的归集：包括服务项目直接人员消耗、直接消耗卫生材料费、低值易耗品费、直接消耗专用燃料费、专用设备折旧费。其中直接人员消耗和设备折旧采用操作时间分配系数法，其他则根据实际支出确定。

服务项目间接成本的归集：服务项目的间接成本包括不能直接计入服务项目的科室成本、分摊的职能科室的成本。服务项目的间接成本采用操作时间分配系数法进行分摊。

检验科室成本的分摊：检验科室的成本包括能够直接计入服务项目的检验科室直接成本（即直接人员消耗、直接消耗的卫生材料等）、不能直接计入服务项目的检验科室间接成本、检验科室分摊的职能科室的成本。采用的分摊方法有操作时间分配系数、人员系数等。

其他间接费用的归集：能分清属于哪个服务项目的直接计入；不能分清属于哪个服务项目的，按各服务项目工作量比例进行分摊。

（6）第六步：服务项目每单位成本。服务项目每单位成本＝服务项目各类成本之和／服务项目总工作量。

（二）时间驱动作业成本法

鉴于公共卫生机构数据基础较为薄弱，以人力等技术服务为主等特点，时间驱动作业成本法是非常适合此类机构的成本测算方法。时间驱动作业成本法（time driven activity-based costing，TDABC），又称估时作业成本法，其原理为通过测算两个参数——各部门的产能成本率和该部门开展业务的产能使用量（一般是"时间"），二者相乘即为作业的成本动因率，进而计算出该项作业应分摊的成本。TDABC 跳过了分摊资源成本这个阶段，因此无须将部门成本分摊到部门从事的各项作业上，也无须调查员工的工作时间分配。大量实践证明，TDABC 避免了传统作业成本法所必需的成本高、耗时长且主观性强的作业调查工作，它利用时间方程自动地把资源成本直接分配到各个作业上。TDABC 通过建立时间方程能准确测算出每个作业环节发生的成本，并通过给时间等式中增加项数这一方法准确计算出不同作业的成本，针对变化的公共卫生服务项目的内容实时更新模型，从而适应不断变化的政策环境。

2020 年，新型冠状病毒感染疫情暴发，公共卫生机构面临巨大挑战，其业务从范围到内涵都发生巨大改变，而这一改变为公共卫生机构的项目成本核算增加了巨大的难度，但也从侧面验证 TDABC 的适用性，无论公共卫生机构开展的业务如何改变，只要在公式中增加项数即可核算成本，较大程度上减少了核算难度。

第二节　公共卫生机构成本测算案例分享

TDABC 测算以其简便、灵活性适用于公共卫生机构成本测算，在此基础上，本书还探索了更为简易的单位时间成本管理法，以期为公共卫生机构成本核算的开展提供切实可行的方法学支持。本节以北京中医药大学团队研究成果为基础，分别以急救中心开展的项目为例说明 TDABC 的实施步骤，以疾病预防控制中心开展的项目为例说明单位时间成本法的实施步骤。

一、急救中心成本测算

某急救中心工作人员总人数为 543 人，编制内人数为 494 人，实际在岗职工人数为 485 人，担架工 49 人（全部为编制外人员）。年总收入 1.66 亿元，财政拨款收入 1.35 亿元，事业收入 3 056.36 万元，其他收入 58.03 万元；年总支出 1.62 亿元，基本支出 1.14 亿元，其中 76% 来自财政拨款；项目支出 4 851.05 万元，100% 来自财政拨款。相关管理部门为加强对急救中心的经济管理，委托研究人员对其进行成本核算,研究团队根据机构的数据特点,采用 TDABC 法测算急救中心服务项目的年总成本,见图 11-1。

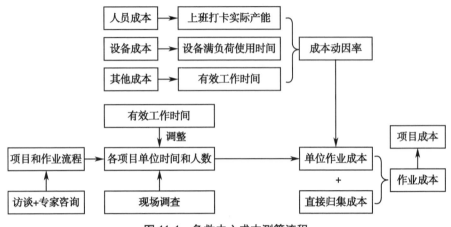

图 11-1　急救中心成本测算流程

(一) TDABC 基本时间等式

过程所需时间 = 各个作业所需时间之和 = $\beta_0 + \beta_1 X_1 + \beta_2 X_2 + \cdots + \beta_i X_i$

其中,β_0 是基础作业的标准时间,β_i 是额外的第 i 个作业需要的时间,X_i 是额外作业的数量。TDABC 能够以简单的方法计算出复杂的工序成本,为管理者提供准确的成本和利润信息,满足管理需求。

(二) TDABC 核算步骤

TDABC 核算步骤如下所示(图 11-1)。

(1)步骤一:确定成本测算对象,即确定服务项目。

整理出初步的服务项目后需要回访以便进一步获得准确的结果。

(2)步骤二:收集并确定所开展的各服务项目的每单位时间(分)和人数。

可以通过调查询问和现场观测取平均值的方法确定。这里应当注意由于被调查者不愿意回答和回顾性信息等问题造成的信息偏倚。

(3)步骤三:计算所有人员满负荷工作时间。

所有人员满负荷工作时间 = 250 天 × 8 小时 × 60 分 × 在岗职工人数

(4)步骤四:确定实际产能,即工作时间

人员实际工作时间可以通过打卡时间确定(不包含中间的休息和吃饭等的时间)。

(5)步骤五:计算人员成本动因率,即人员每单位时间产能成本。

某项目人员成本动因率 = 人力成本 / 人员实际工作时间

（6）步骤六：计算专用设备成本动因率，即专用设备每单位时间产能成本。

某项目设备成本动因率 = 设备总成本 / 人员实际工作时间数

（7）步骤七：计算其他成本动因率，即其他每单位时间产能成本。

其他成本中包含行政后勤人员成本、公用经费如水费、电费、煤气费、取暖费等。

某项目其他成本动因率 = 其他支出总额 / 所有人员满负荷工作时间

（8）步骤八：计算各服务项目每单位作业成本。

某项目人员每单位作业成本 = 该项目人员成本动因率 × 该项目每单位作业时间

某项目设备每单位作业成本 = 该项目设备成本动因率 × 该项目每单位作业时间

某项目其他每单位作业成本 = 该项目其他成本动因率 × 该项目每单位作业时间

（9）步骤九：归集耗材成本。

通过前期调查获得各服务项目使用耗材的种类、数量、单价，耗材成本按照谁受益谁承担的原则直接分配给各服务项目。

某项目每单位成本 = 该项目人员每单位作业成本 + 该项目设备每单位作业成本 + 该项目其他每单位作业成本 + 该项目耗材成本

（10）步骤十：计算总成本。

某项目年总成本 = 某项目每单位成本 × 该项目年工作量

总成本 = $\sum$ 某项目年总成本

（三）急救中心成本测算结果

急救中心开展的服务项目共分为 13 类，具体包括：日常急救 6 项，院前出车 2 项，分流 2 项，调度 5 项，咨询 2 项，突发事件信息收集报送 2 项，义务讲课 2 项，全国急救培训工作 5 项，分会工作 4 项，传染病转运 3 项，大型活动保障 4 项，突发事件紧急救援 6 项，运送伤员 6 项。

1. 计算人员成本动因率 按照部门内人员性质进行分类并统计全年应发合计，见表 11-1。

表 11-1 急救中心各人员成本表

分类	人数 / 人	人员成本 / 元
医师	175	20 055 366.57
护士	79	9 669 151.41
司机	149	15 106 688.83
担架工	49	1 978 529.03
职能人员	243	27 964 221.72

通过上下班刷卡信息得到每个人的年工作时间。但这里的年工作时间并不是年有效工作时间，假定有效工时率为 85%，需要用有效工时率重新定义年有效工作时间，见表 11-2。

表 11-2　业务部门人员工作时间

单位：分

月份	医师	护士	司机	担架员
1	1 417 332.88	1 071 569.18	1 330 849.69	432 437.19
2	1 220 201.13	962 833.92	1 149 705.44	421 228.39
3	1 295 269.48	1 031 441.24	1 196 822.25	371 239.59
4	1 246 454.66	1 013 845.73	1 187 656.99	376 345.49
5	1 262 816.97	993 428.07	1 223 325.37	243 162.29
6	1 201 299.11	1 042 275.99	1 194 614.73	222 986.79
7	1 204 063.46	993 852.49	1 170 228.98	319 273.39
8	1 125 027.72	967 321.70	1 099 643.35	255 094.32
9	1 098 570.01	942 838.83	1 084 058.72	199 319.84
10	1 130 232.32	984 515.95	1 123 504.69	648 439.93
11	1 104 105.55	899 970.18	1 093 685.39	506 204.66
12	1 158 611.56	864 722.94	1 149 438.01	430 859.19
总计	**14 463 984.85**	**11 768 616.22**	**14 003 533.61**	**4 426 591.07**

得到人力成本和人员有效工作时间后，根据公式：某项目人员每单位时间产能成本 = 人力成本 / 人员实际工作时间，分类计算人员每单位时间产能成本，见表 11-3。

表 11-3　人员成本动因率

分类	人数	年工作时间 / 分	年有效工作时间 / 分	人员成本 / 元	成本动因率
医师	175	14 463 984.85	12 294 387.11	20 055 366.57	1.63
护士	79	11 768 616.22	10 003 323.80	9 669 151.41	0.97
司机	149	14 003 533.61	11 903 003.58	15 106 688.83	1.27
担架工	49	4 426 591.07	3 762 602.41	1 978 529.03	0.53
职能人员	237	21 330 000.00	21 330 000.00	27 964 221.72	1.31

2. 计算专用设备成本动因率　设备总成本主要由专用设备当年折旧额和救护车运维费用组成。由于急救车辆不能直接对应服务项目，所以以部门为单位进行计算；能对应到各服务项目的专用设备分别进行计算，不能对应到各服务项目的成本以部门为单位进行计算。在计算某项目设备每单位时间产能时使

用以下计算公式：

　　某项目设备每单位时间产能成本＝设备总成本/人员实际工作时间数

　　人员实际工作时间使用人员满负荷工作时间计算且不再区分人员类别，见表 11-4。

表 11-4　设备每单位时间产能成本

服务项目	人数	人员满负荷工作时间/分	设备总成本/元	成本动因率/%
1 日常急救	38	3 420 000	167 834 717.00	49.07
2 院前出车	8	720 000	22 167 888.00	30.79
3 分流	2	180 000	3 884 598.00	21.58
4 调度	5	450 000	9 711 495.00	21.58
5 咨询	2	180 000	3 884 598.00	21.58
6 突发事件信息收集报送	2	180 000	3 884 598.00	21.58
7 义务讲课	38	3 420 000	654 738.00	0.19
8 全国急救培训工作	24	2 160 000	163 684.50	0.08
9 分会工作	8	720 000	—	—
10 传染病转运	36	3 240 000	225 192.20	0.07
11 大型活动保障	35	3 150 000	1 113 361.00	0.35
12 突发事件紧急救援	16	1 440 000	1 923 052.30	1.34
13 运送伤员	15	1 350 000	4 756 101.00	3.52
合计	229	20 610 000	220 204 023.00	10.68

　　3. 计算其他成本动因率　每一服务项目除本身消耗的成本外，也会占用到其他资源，但这些资源目前没有更适合的方法分得更加细致，所以将这些被服务项目消耗的其他资源统称其他成本。其他成本即除去业务部门人员成本、设备成本等的成本，即将行政后勤人员成本、公用经费等成本全部归为其他成本。由支出决算表的相关数据可以计算出其他总成本为 9 902.93 万元。

所有人员满负荷工作时间＝实际在编人员×365 天×8 小时×60 分＝86 548 800（分）

　　某项目其他成本动因率＝99 029 310.20/86 548 800＝1.14（元/分）

　　4. 计算各服务项目每单位作业成本　分别计算某项目人员每单位作业成本、设备每单位作业成本和其他每单位作业成本。

　　某项目人员每单位作业成本＝该项目人员成本动因率×该项目每单位作业时间

　　某项目设备每单位作业成本＝该项目设备成本动因率×该项目每单位作业时间

　　某项目其他每单位作业成本＝该项目其他成本动因率×该项目每单位作业时间，详见表 11-5。

表 11-5 服务项目每单位作业成本

单位：元

服务项目	人员每单位作业成本	设备每单位作业成本	其他每单位作业成本	项目每单位成本
1 日常急救	496.75	1 864.82	84.74	2 446.31
2 院前出车	528.00	246.32	17.84	792.16
3 分流	0.25	43.16	4.46	47.87
4 调度	7.65	107.90	11.15	126.70
5 咨询	8.69	43.16	4.46	56.31
6 突发事件信息收集报送	5.71	43.16	4.46	53.33
7 义务讲课	36 870.60	0	84.74	36 955.34
8 全国急救培训工作	17 408.40	0	53.52	17 461.92
9 分会工作	2 542.80	0	17.84	2 560.64
10 传染病转运	8 882.60	0	80.28	8 962.88
11 大型活动保障	159 153.60	0	78.05	159 231.65
12 突发事件紧急救援	967.80	21.36	35.68	1 024.84
13 运送伤员	28 853.46	52.80	33.45	28 939.71

5. 计算各服务项目年总成本 通过前期调查获得各服务项目的年工作量，某项目年总成本 = 某项目每单位成本 × 该项目年工作量，通过计算得到急救中心服务项目年总成本为 47 926.62 万元，见表 11-6。

表 11-6 急救中心各服务项目年总成本

服务项目	项目每单位成本 / 元	20X1 年工作量 / 当量	项目年总成本 / 万元
1 日常急救	2 446.31	22 339	5 464.81
2 院前出车	792.16	125 258	9 922.44
3 分流	47.87	3 570 351	17 091.27
4 调度	126.70	780 571	9 889.83
5 咨询	56.31	668 192	3 762.59
6 突发事件信息收集报送	53.33	2 115	11.28
7 义务讲课	36 955.34	4	14.78
8 全国急救培训工作	17 461.92	6	10.48
9 分会工作	2 560.64	365	93.46
10 传染病转运	8 962.88	349	312.80
11 大型活动保障	159 231.65	11	175.15
12 突发事件紧急救援	1 024.84	1 100	112.73
13 运送伤员	28 939.71	368	1 064.98
合计	258 659.66	5 171 029	47 926.62

（四）急救中心成本测算的财政补偿应用

急救属于社会保障类服务，是由政府举办的公益类事业，急救中心收费较低，导致机构收入与成本间存在较大的资金缺口，单纯降低成本可能会导致急救医疗服务质量的下降。因此通过对急救机构进行成本测算，了解急救机构的项目成本与资金缺口，并进行合理补偿，弥补院前急救机构收费的不足，保障机构的正常运转。20X1 年急救中心测算成本为 47 926.62 万元，机构事业收入为 39 678.60 万元，二者差额为 8 248.02 万元。财政可在此基础上考虑服务量、绩效考评等综合系数对其进行补偿。

二、疾病预防控制中心成本测算

甲、乙、丙三家疾病预防控制中心（Center for Disease Control and Prevention，CDC）分别是一家市级机构和两家区级机构，均是财政全额预算拨款的事业单位，工作人员总人数分别为 646 人、206 人和 59 人。受新型冠状病毒感染疫情的影响，CDC 工作强度增加，相关管理部门为合理补偿 CDC 成本，委托研究人员对三家机构进行成本核算，研究团队根据 CDC 主要开展工作都是耗费人时的管理工作，工作量较难量化统计、核算基础较薄弱等特点，利用单位人时成本法测算三家 CDC 的年总成本。单位人时法的基本核算思路，见图 11-2。

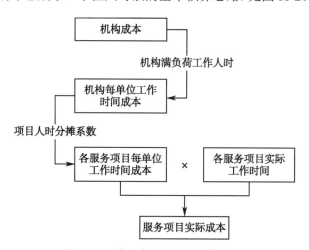

图 11-2　单位人时成本法核算流程

（一）单位人时成本法核算步骤

（1）步骤一：确定成本测算对象，即确定服务项目。

服务项目需要回访以便进一步获得准确的结果，经 CDC 核实其实际开展或管理的情况，确定成本测算服务项目合计 14 项。

（2）步骤二：收集并确定开展服务项目实际工作时间。

可以通过调查询问和现场观测取平均值的方法确定。

（3）步骤三：计算服务项目标准工作时间。

调查人员各项工作的时间比重，确定各服务项目满负荷工作时间。

某项目满负荷工作时间＝该项目所需人员数×人员从事该项目所占用工作时间比重

项目满负荷工作时间合计＝∑某项目满负荷工作时间

（4）步骤四：计算各项目成本分摊系数。

CDC 的服务主要为管理工作，为简化计算，采用人时作为成本分摊系数。

某项目成本分摊系数＝该项目满负荷工作时间／项目满负荷工作时间合计

（5）步骤五：计算机构项目的每单位工作时间成本。

每单位工作时间成本＝成本合计／项目满负荷工作时间合计

（6）步骤六：计算各项目每单位成本。

某项目每单位工作时间成本＝每单位工作时间成本×该项目成本分摊系数

（7）步骤七：计算项目实际成本。

某项目实际成本＝该项目每单位工作时间成本×该项目实际工作时间

项目实际成本＝∑某项目实际成本

（二）疾病预防控制中心成本测算结果

CDC 开展的服务项目共分为 14 大项，分别包括：免疫规划、传染病预防、慢性病预防与管理、地方病预防与管理、健康教育、学校卫生、职业卫生、营养与食品卫生、环境卫生、实验室检验、监测与评价、突发公共卫生事件应急处理、消毒与有害生物防制和其他。

1. 计算服务项目满负荷工作时间 通过调查从事各服务的人数和从事该服务占用工作时间比重 2 项指标，计算得到 14 项服务满负荷工作所需人时数。研究中利用了总费用核算的预防服务核算数据库，减少了调查工作量。甲 CDC 满负荷工作时间合计最高，为 604 129 小时；乙、丙 CDC 满负荷工作时间合计分别为 165 872 小时和 73 257 小时，见表 11-7。

表 11-7 三家疾病预防控制中心各项目满负荷工作时间

单位：小时

项目名称	甲 CDC	乙 CDC	丙 CDC
1 免疫规划	46 756	1 142	3 716
2 传染病预防	127 848	43 272	11 754

项目名称	甲 CDC	乙 CDC	丙 CDC
3 慢性病预防与管理	15 137	9 354	4 554
4 地方病预防与管理	6 463	1 316	636
5 健康教育	54 230	10 135	4 337
6 学校卫生	19 156	8 848	2 834
7 职业卫生	72 375	9 484	2 689
8 营养与食品卫生	38 587	7 995	2 154
9 环境卫生	27 427	14 703	5 393
10 实验室检验	128 408	45 541	14 472
11 监测与评价	12 426	1 822	1 229
12 突发公共卫生事件应急处理	27 253	4 930	3 875
13 消毒与有害生物防制	28 063	7 330	1 879
14 其他	—	—	13 735
合计	604 130	165 872	73 257

通过服务项目人时数,计算得到服务项目成本分摊系数,见表 11-8。

表 11-8 三家疾病预防控制机构各项目成本分摊系数

单位:%

项目名称	甲 CDC	乙 CDC	丙 CDC
1 免疫规划	7.74	0.69	5.07
2 传染病预防	21.16	26.09	16.04
3 慢性病预防与管理	2.51	5.64	6.22
4 地方病预防与管理	1.07	0.79	0.87
5 健康教育	8.98	6.11	5.92
6 学校卫生	3.17	5.33	3.87
7 职业卫生	11.98	5.72	3.67
8 营养与食品卫生	6.39	4.82	2.94
9 环境卫生	4.54	8.86	7.36
10 实验室检验	21.26	27.46	19.76
11 监测与评价	2.06	1.10	1.68
12 突发公共卫生事件应急处理	4.51	2.97	5.29
13 消毒与有害生物防制	4.65	4.42	2.57
14 其他	—	—	18.75
合计	100.00	100.00	100.00

2. 计算某项目每单位工作时间成本 通过每单位工作时间成本与各项目成本分摊系数，计算得到各项目每单位工作时间成本。以甲 CDC 的免疫规划服务为例，机构每单位工作时间成本＝成本÷各项目满负荷工作时间＝70 633.07 万元÷604 130 小时×10 000＝1 169.17（元/小时），甲 CDC 免疫规划服务的每单位工作时间成本＝机构每单位工作时间成本×分摊系数＝1 169.17 元/小时×7.74%＝90.49（元/小时），见表 11-9。

表 11-9 三家疾病预防控制中心各项目每单位工作时间成本

单位：元/小时

项目名称	甲 CDC	乙 CDC	丙 CDC
1 免疫规划	90.49	4.76	30.01
2 传染病预防	247.42	180.26	94.93
3 慢性病预防与管理	29.29	38.97	36.78
4 地方病预防与管理	12.51	5.48	5.14
5 健康教育	104.95	42.22	35.03
6 学校卫生	37.07	36.86	22.89
7 职业卫生	140.07	39.51	21.72
8 营养与食品卫生	74.68	33.31	17.40
9 环境卫生	53.08	61.25	43.55
10 实验室检验	248.51	189.71	116.88
11 监测与评价	24.05	7.59	9.93
12 突发公共卫生事件应急处理	52.74	20.54	31.29
13 消毒与有害生物防制	54.31	30.53	15.18
14 其他	—	—	110.93
合计	1 169.17	690.99	591.66

注：3 家疾病预防控制中心收入费用均不含二类疫苗部分。

3. 计算年新增成本 根据各项目每单位工作时间成本，可测算机构年新增成本。某项目年新增项目成本＝（本年项目实际工作时间－基期项目实际工作时间）×该项目每单位工作时间成本，以甲 CDC 免疫规划服务为例，年新增项目成本＝46 252.80 小时×90.49 元/小时＝418.54（万元）。测算得到三家 CDC 年新增项目成本合计分别为 14 041.31 万元、1 487.51 万元和 479.24 万元，见表 11-10、表 11-11。

表 11-10　三家疾病预防控制中心各项目年新增工作时间

单位：小时

项目名称	甲 CDC	乙 CDC	丙 CDC
1 免疫规划	46 252.80	1 393.92	4 815.36
2 传染病预防	266 112.00	40 043.52	16 220.16
3 慢性病预防与管理	7 983.36	5 575.68	2 280.96
4 地方病预防与管理	4 055.04	760.32	380.16
5 健康教育	34 214.40	3 041.28	1 267.20
6 学校卫生	5 702.40	887.04	1 520.64
7 职业卫生	3 168.00	2 027.52	760.32
8 营养与食品卫生	7 603.20	2 154.24	506.88
9 环境卫生	12 165.12	633.60	3 041.28
10 实验室检验	252 426.24	37 002.24	20 275.20
11 监测与评价	8 348.95	732.36	723.94
12 突发公共卫生事件应急处理	15 206.40	633.60	1 520.64
13 消毒与有害生物防制	16 727.04	1 267.20	1 520.64
14 其他	—	—	3 041.28
合计	679 964.95	96 152.52	57 874.66

表 11-11　三家疾病预防控制中心各项目年新增项目成本

单位：万元

项目名称	甲 CDC	乙 CDC	丙 CDC
1 免疫规划	418.54	0.66	14.45
2 传染病预防	6 584.26	721.82	153.98
3 慢性病预防与管理	23.39	21.73	8.39
4 地方病预防与管理	5.07	0.42	0.20
5 健康教育	359.09	12.84	4.44
6 学校卫生	21.14	3.27	3.48
7 职业卫生	44.37	8.01	1.65
8 营养与食品卫生	56.78	7.17	0.88
9 环境卫生	64.57	3.88	13.25
10 实验室检验	6 272.98	701.98	236.99
11 监测与评价	20.08	0.56	0.72
12 突发公共卫生事件应急处理	80.20	1.30	4.76
13 消毒与有害生物防制	90.85	3.87	2.31
14 其他	—	—	33.74
合计	14 041.31	1 487.51	479.24

（三）疾病预防控制中心成本测算的财政补偿应用

利用成本测算数据，以新增成本为基础，综合考虑预期经济物价指数、业务量变化、社会平均劳动用工成本等变化因素，建立疾病预防控制中心财政补偿模型，形成疾病预防控制中心成本测算动态调整机制，并将成本作为财政补偿的基本依据，落实全面预算管理要求。同时，建立疾病预防控制中心综合绩效考核指标体系，健全财政补助与绩效考核结果挂钩机制。

结 束 语

随着医疗新技术的不断发展，医疗服务模式的不断变化，互联网诊疗、医联体、医共体建设的不断推进，医院在复杂的医疗环境中实现高质量发展在很大程度上依赖于医院运营管理水平的提升。医院运营管理的创新性是医院精细化管理的体现，成本管理作为医院运营管理的重要内容，需要根据医院发展的不同阶段及不同需求进行相应的调整。今后，医院成本管理应进一步完善事前成本管理，开展科学的经营决策。深化成本的精细化管理，从运营角度研究各种方案的经济性和可行性，从中选取最优方案，兼顾项目的经济效益，从而使成本管理向预防性管理方向发展。同时，重视医院的成本分析，在分析内容上，突破以往只是以医疗服务项目、病种或 DRG 分组为对象并仅限于经济方面分析的局限，把分析对象扩大到医疗服务的全过程，深入医疗服务技术领域，开展技术经济分析，选取最适合医院发展的技术；在核算及分析方法上，勇于探索新的、适合医疗行业的、易于实现的成本核算和分析的新型方法体系，并实现数据共享和数字化管理；在分析作用上，把分析重点由考核成本执行情况，转移到开展成本效益分析，实现经济效益最优化。深入挖掘和解决医疗服务行业成本管理中存在的诸多问题并实现创新管理是未来需要努力的方向。

未来中长期内，公共卫生安全将成为人类面临的重大挑战，公共卫生服务是以国家投入为主的服务，势必通过向公共卫生机构购买服务来实现基本公共卫生服务均等化。公共卫生机构加强成本管理有利于取得合理的财政投入，促进资源的合理使用，为政府进行合理补偿提供数据基础，并帮助相关部门评价政策效果及监督管理。随着公共卫生服务项目的不断增多，卫生服务成本管理必将成为公共卫生机构最重要的经济管理工具，有助于提高公共卫生服务的效率和质量，促进基本公共卫生服务均等化的实现。

参 考 文 献

[1] 程薇. 医院成本管理 [M]. 北京: 经济科学出版社, 2012.

[2] 刘兴柱, 孟庆跃. 医院医疗服务成本测算: 背景及理论框架 [J]. 中国卫生事业管理, 1998 (7): 377-378.

[3] 郑大喜. 我国公立医院成本核算的历史演进与发展趋势研究 [J]. 医学与社会, 2011, 24 (4): 1-3.

[4] 魏子柠. 魏子柠: 致敬十年新医改 [M]. 北京: 中国协和医科大学出版社, 2019.

[5] 顾英奇. 进一步解放思想 深化医院改革: 顾英奇副部长在《全国医院分级管理研讨会》上的讲话要点 [J]. 中国卫生事业管理, 1992 (9): 513-516.

[6] 李勇, 李卫平. 我国医院成本核算研究的演进与展望 [J]. 中国卫生事业管理, 2007, 23 (4): 247-249.

[7] 郑文, 陈家应, 陈险峰. 医疗服务成本核算方法综述 [J]. 中国医院, 2007, 11 (6): 60-63.

[8] 马骏. 病种 DRGs 费用与质量双项监测实验研究 [J]. 中国医院管理, 1994, 14 (9): 14-17.

[9] 医院部分诊断设备成本测算调查研究概述 [J]. 中国医院管理, 1997, 17 (4): 13-14.

[10] 程薇, 龙翔凌, 范德惠, 等. 现行《医院会计制度》和《医院财务制度》会计信息质量研究 [J]. 中国卫生经济, 2008, 27 (9): 35-38.

[11] 朱士俊. 作业成本法在医院成本管理中的应用研究 [J]. 中华医院管理杂志, 2005, 21 (2): 95-97.

[12] 鲍玉荣, 朱士俊, 张铎, 等. 作业成本法实施中作业成本核算研究 [J]. 中华医院管理杂志, 2005, 21 (2): 100-101.

[13] 鲍玉荣, 朱士俊, 田亚平, 等. 作业成本法实施科室的选择及作业模型的建立 [J]. 中华医院管理杂志, 2005, 21 (2): 98-100.

[14] 费峰. 时间驱动作业成本法在医院中的应用 [J]. 卫生经济研究, 2005 (9): 8-9.

[15] 谭华伟, 张培林, 刘宪, 等. 我国医疗服务项目成本核算研究述评: 基于演变历程的视角 [J]. 中国医院管理, 2017, 37 (10): 36-39.

[16] 刘泉伶, 于丽华, 张振忠. 基于作业成本法核算手术项目成本流程探讨 [J]. 中国卫生经济, 2016, 35 (6): 88-91.

[17] 高彦兵, 姜玉平. 基于时间驱动作业成本法的病理项目成本核算 [J]. 现代医院, 2017, 17 (1): 43-46.

[18] 周娟,张英,赵新辉,等.基于时间驱动作业成本法的医院CT服务项目成本核算方法研究[J].中国医疗管理科学,2019,9(4):17-22.

[19] 陈恕,李明忠,袁加.基于时间驱动作业成本法的超声室服务项目成本核算[J].中国卫生经济,2020,39(2):76-78.

[20] 张伯平,孙铮,赵夫荣.基于时间驱动作业成本法的产科医疗项目成本分析[J].中国卫生经济,2020,39(2):79-83.

[21] 夏军.时间驱动作业成本法与RBRVS结合用于医院项目成本核算的研究[J].中国卫生质量管理,2019,26(2):113-116.

[22] 夏培勇,童杨.以RBRVS为基础的分项点数成本法在手术项目成本核算中的应用[J].卫生经济研究,2020,37(3):42-45.

[23] 徐泽宇,邱恒,姚奕婷,等.按病种付费背景下病种成本核算方法的研究进展与思考[J].卫生软科学,2021,35(1):43-46.

[24] 金丽霞,于丽华,李奕辰,等.基于费用成本转换法的病种成本核算流程探讨[J].中国卫生经济,2017,36(3):87-89.

[25] 李奕辰,张进,梁轶.病种成本核算及影响因素分析:基于费用成本转化法[J].卫生经济研究,2019,36(4):43-45,48.

[26] 刘雅娟,倪君文,黄玲萍,等.基于DRG的医院病种成本核算实践与探索[J].中国医院管理,2019,39(8):54-56.

[27] 陈媚,王晓飞,韦健,等.基于单患者的C型病种成本核算实践创新[J].中国卫生经济,2015,34(12):110-112.

[28] 胡文杰,刘明,徐俊英,等.医院病种成本核算的实践及探索[J].卫生经济研究,2018(7):54-56.

[29] 李长明.新医改环境下我国社区卫生服务发展的回顾与思考[J].中国卫生政策研究,2010,3(2):1-6.

[30] 刘曼玲,姚文柱,冯巩.建国70年以来我国社区卫生服务的发展[J].中华全科医学,2019,17(8):1251-1254,1311.

[31] 程晓明,盛锋,陈艳,等.城市社区卫生服务成本核算(一)[J].中国卫生经济,2004,23(11):19-20.

[32] 程晓明,盛锋,陈艳,等.城市社区卫生服务成本核算(二)[J].中国卫生经济,2004,23(11):21-24.

[33] 黄高明,倪建,宫学林,等.苏州市社区卫生服务成本核算与分析[J].中国卫生资源,2002,5(6):249-251.

[34] 陈艳,程晓明,许伟,等.沈阳市社区卫生服务项目成本核算研究[J].中国卫生经济,2003,22(3):13-15.

[35] 姜润生,祁秉先,李伟柏,等.云南省开远市社区卫生服务项目成本测算研究[J].中国全科医学,2005,8(5):421-423.

[36] 陆方,陈家应,唐伯才.南京市鼓楼区社区卫生服务成本测算与分析[J].卫生软科学,2008,22(2):143-146.

[37] 吴菘涛,杜雪平,程薇.北京市月坛社区卫生服务中心服务项目的成本测算[J].中国全科医学,2008,11(11):1011-1013.

[38] 万青华,董晓梅,许信红,等.广州市社区卫生服务机构成本项目测算及其补偿研究[J].中国公共卫生管理,2008,24(3):332-334.

[39] 韩优莉,焦忠毅.社区卫生服务机构作业成本法成本核算方法研究[J].中国全科医学,2007,10(21):1835-1836.

[40] 韩优莉,焦忠毅.社区卫生服务站作业成本核算应用研究[J].中国全科医学,2008,11(7):625-628.

[41] 景琳,李玉强,张媚,等.城市社区公共卫生服务财政补偿绩效评价机制研究[J].中国卫生经济,2009,28(4):42-44.

[42] 陈博文,尹德卢,程薇,等.社区卫生服务项目成本测算方法探讨[J].中国卫生经济,2015,34(1):40-41.

[43] 张安,黄萍.基于标化工作量的上海市社区卫生财政补偿标准测算研究[J].中华医院管理杂志,2019,35(8):674-677.

[44] 吴俊,刘姗姗,姜国强,等.基于标化工作量的社区卫生服务中心人员经费补偿研究[J].中国卫生经济,2019,38(1):60-62.

[45] 陈洪珠,仇燕青,王康,等.社区卫生服务中心医养结合服务人力成本测算策略与实证研究[J].中国全科医学,2019,22(16):1915-1921,1926.

[46] 杨郗,陈利云,李娟萍,等.基于标化工作量的社区医养结合服务项目成本测算研究[J].中国全科医学,2021,24(1):103-108.

[47] 曹文群,沈天寒,张瑞云,等.社区安宁疗护服务项目成本测算研究[J].中国全科医学,2021,24(4):432-437.

[48] 黄艾.疾病预防控制机构成本核算初探[J].财务与会计,2020(3):62-63.

[49] 阮云洲,吴明.四个县级疾病预防控制机构公共卫生服务项目成本分析[J].中华预防医学杂志,2007,41(4):262-265.

[50] 雷海潮,侯建林,毛阿燕,等.公共卫生机构成本核算的思路、模型和应用[J].中国卫生经济,2002,21(9):1-2.

[51] 庄天艺,赵丽颖,曹珍,等.时间驱动作业成本法在北京市某急救中心服务项目成本测算中的应用[J].医学与社会,2016,29(2):67-70.

[52] 由宝剑,赵钧.DRGs时代:中国医院成本管理会计与经营决策分析[Z].北京:民主与建设出版社,2021.

[53] 翟婷.DRGs付费方式对公立医院运营管理的影响与对策研究[J].时代经贸,2020,12(12):54-55.

[54] 朱先,向前.基于RBRVS与DRGs视角的按病种付费模式探讨[J].卫生经济研究,2020,37(1):32-34.

[55] 柴冬丽,吴幼斐,张仁华.医院病种成本核算方法比较研究[J].中国卫生经济,2011,30(12):81-83.

[56] 赵伟华,赵敏.作业成本法在病种成本核算中的应用研究[J].中国社会医学杂志,2014(5):304-306.

[57] 赵琰. 作业成本法在医院单病种成本核算中的应用研究：以良性甲状腺结节病种为例[D/OL]. 南京：南京大学, 2017. [2023-03 -09]. https://kns.cnki.net/kcms2/article/abstract?v=3uoqIhG8C475KOm_zrgu4lQARvep2SAk-6BvX81hrs37AaEFpExs0InI0RP9xQiQVfn1b7NS4I7sd4sukxFMSQAG6NeNx8Wk&uniplatform=NZKPT.

[58] 黄宁宁. 美国公立医院成本核算案例研究及启示：以马里兰州急性护理医院模型应用为例[D/OL]. 上海：上海国家会计学院, 2017. [2023-03-09]. https://kns.cnki.net/kcms2/article/abstract?v=3uoqIhG8C475KOm_zrgu4lQARvep2SAk-6BvX81hrs37AaEFpExs0EdLBpdE3WzEl3AGaCRvEg_cNiaeOih1QI6n2X86LKV2&uniplatform=NZKPT.

[59] 虞丽娟. 公立医院单病种成本核算方法探讨[J]. 中国总会计师, 2019（7）：106-107.

[60] 倪纯静, 黄一, 陈宏明. 单病种成本 4 种核算方法对比研究[J]. 广西医学, 2016（1）：147-149.

[61] 肖晓兰, 韦艳灵. 病案信息对 DRGs 发展的影响[J]. 中国病案, 2016, 17（12）：6-8, 42.

[62] 沈雅萍. 病例临床复杂（ECC）模型在 DRGs 分组器中的应用[D/OL]. 北京：北京中医药大学, 2017. [2023-03-10]. https://kns.cnki.net/kcms2/article/abstract?v=3uoqIhG8C475KOm_zrgu4lQARvep2SAkVtq-vp-8Qbjqyhl E-4l1YvSJekJRQoPT4Y7bfWBiWx_BGBgxA4ElXuNt8Lm525W7&uniplatform=NZKPT.

[63] 薛林南, 线春艳, 陈颖, 等. 医院成本核算中设置"其他科室"的设想[J]. 卫生经济研究, 2016（2）：60-61.

[64] 李晨. 小议医院成本核算工作的基础：划分成本核算单元[J]. 卫生经济研究, 2006（1）：48-49.

[65] 董登姣, 唐忻, 李星. 新医院财务制度下武汉市某医院成本核算三级分摊研究[J]. 医学与社会, 2015, 28（10）：21-24.

[66] 周春媛. 公立医院临床服务类科室交叉成本的分摊方式探索[J]. 中国卫生经济, 2019, 38（8）：81-82.

[67] 刘佳, 王兴琳. 医院人力资源成本研究综述[J]. 现代医院, 2019, 19（11）：1598-1600, 1610.

[68] 闫石, 王金良, 倪学勇, 等. 北京大学第三医院能耗监管系统的构建与运用[J]. 中国医院管理, 2016, 36（10）：73-75.

[69] 戴小喆, 郑大喜. 公立医院经济运行的"三驾马车"：预算、成本和绩效管理[J]. 中国总会计师, 2013（9）：129-131.

[70] 薛林南, 线春艳, 郭宛丽, 等. 加强公立医院预算管理与成本管理联系的思考[J]. 中国卫生经济, 2016, 35（9）：87-89.

[71] 王海银, 金春林, 王惟, 等. 上海医疗服务价格比价体系构建[J]. 中华医院管理杂志, 2015, 31（8）：627-630.

[72] 高金金. 北京市区县疾病预防控制中心成本核算方法研究[D/OL]. 北京：北京中医药大学, 2011. [2023-03-10]. https://kns.cnki.net/kcms2/article/abstract?v=3uoqIhG8C475KOm_zrgu4lQARvep2SAkhskYGsHyiXksOA0FurgRFSGfR3XT28eMABd0Wo2xSAxyOPNY_wNvnl7OxAmMzh-W&uniplatform=NZKPT.

[73] 濮小英,胡玲,顾亚明,等.浙江省基层医疗卫生机构补偿机制改革政策框架[J].中华医院管理杂志,2018,34(9):705-709.

[74] 薄云鹊,龚超,张荣慧,等.以标化工作量为基础的基层医疗机构绩效管理[J].中国初级卫生保健,2020,34(4):4-7.

[75] 汪瓒.珠海市基本公共卫生服务项目成本测算及补偿政策研究[D/OL].武汉:华中科技大学,2019.[2023-03-10].https://kns.cnki.net/kcms2/article/abstract?v=3uoqIhG8C475KOm_zrgu4lQARvep2SAkEcTGK3Qt5VuzQzk0e7M1z19C5-JHRP3ntuTJJC4vjNf1fx82_wA4tfEuj1hcR5SF&uniplatform=NZKPT.

[76] 杨斌.公立医院 DRGs 成本核算研究:以云南省 A 医院为例[D/OL].昆明:云南财经大学,2020.[2023-03-10].https://kns.cnki.net/kcms2/article/abstract?v=3uoqIhG8C475KOm_zrgu4lQARvep2SAkHr3ADhkADnVu66WViDP_3A0sm9RSsYhg5rigbfe9oYLzk339mljiDa40489MU4kK&uniplatform=NZKPT.

[77] 杨阳,张露丹,李建军.基于作业成本法的 DRG 成本核算探讨[J].中国医院管理,2020,40(12):60-64.

[78] 向前,吴荣海,吴伟旋,等.基于临床路径的病种标准成本核算研究[J].卫生经济研究,2020,37(10):66-69.

[79] 李明忠,陈恕,沈莎.基于乳腺包块病种成本核算方法的对比分析与研究[J].华西医学,2019,34(12):1395-1400.

[80] 袁淑婷,陈颖,邵明慧,等.两种病种成本测算方法的对比实证研究[J].中国医药导报,2020,17(36):123-125,129.